U0296145

在游戏中成长

100个护理窍门

[法]伊莎贝尔·甘贝-德拉戈/著
朱朝旭/译

二十一世纪出版社集团
21st Century Publishing Group

目录

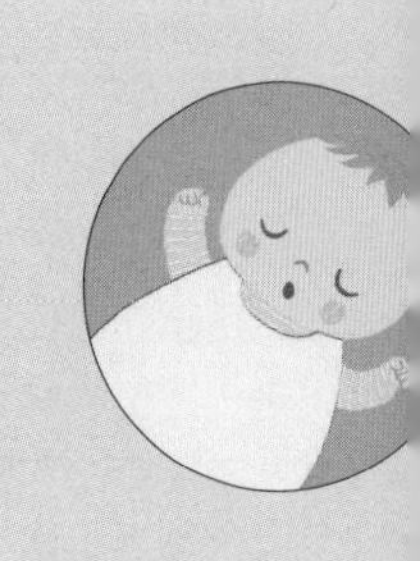

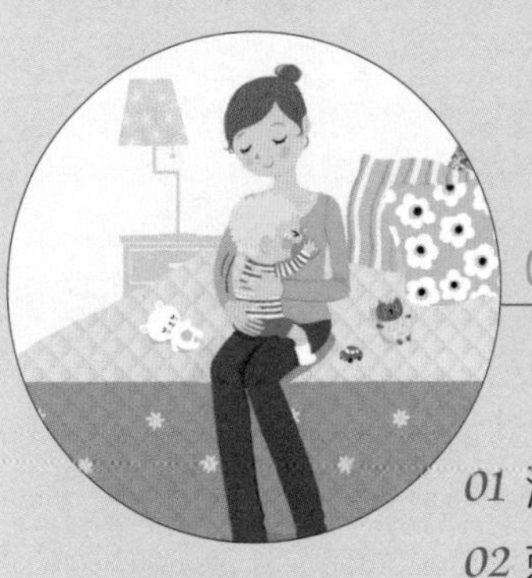

0—3个月宝宝的护理

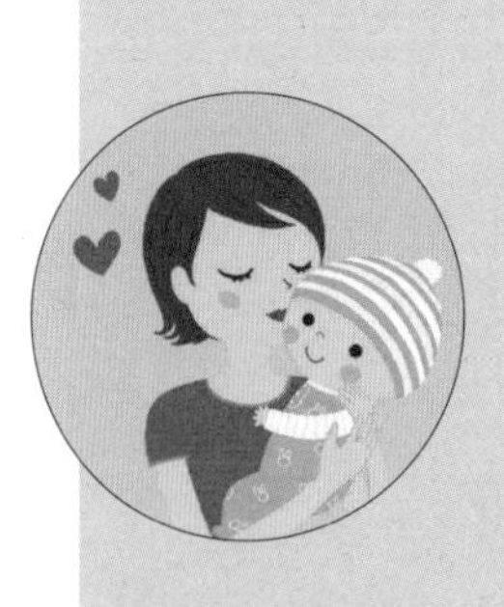

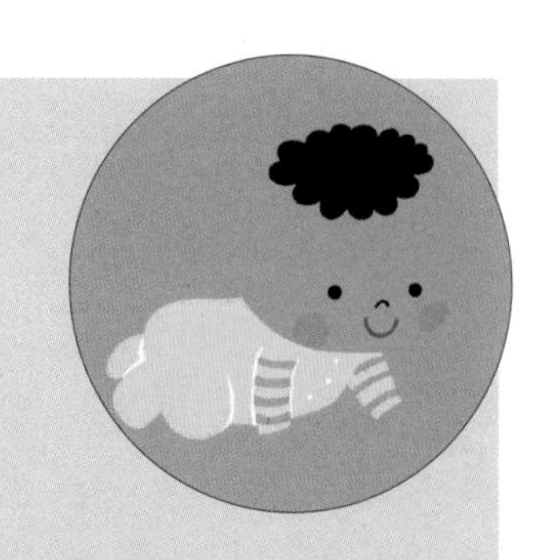

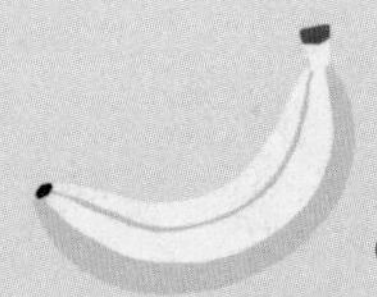

4—8个月宝宝的护理

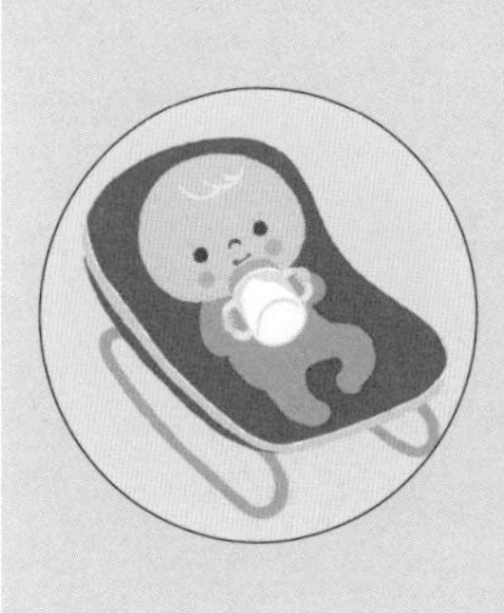

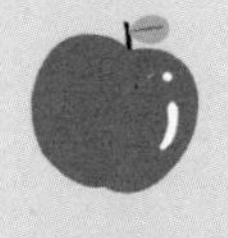

9—24个月宝宝的护理

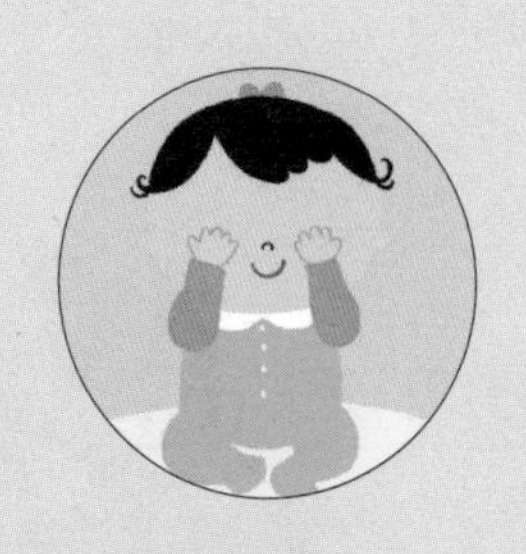

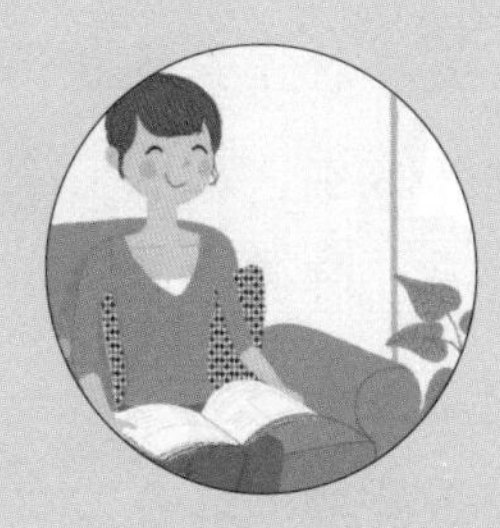

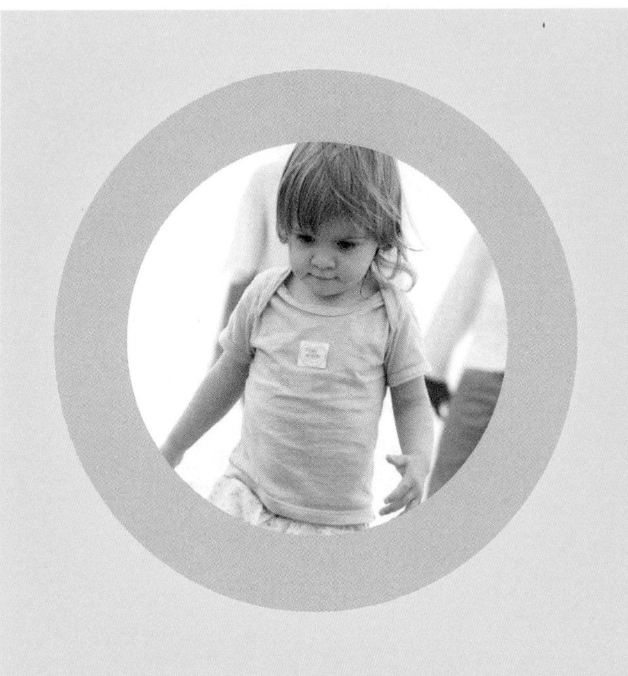

父母护理最主要的特点是将外部世界介绍给宝宝，而宝宝则利用与父母在一起的时光，接收必要的生活信息，诸如基本技能、身体接触、进食、社交活动和语言，这些信息让他能够全方位地了解世界。

引言

对父母来说，照料宝宝，帮助他成长、学习和规划人生，是再自然不过的事情了。在他还没有降生时，我们就已经设想出一套完善的育儿计划。可是，一旦他真的来到世上，情况却变得复杂起来。

为了使父母能自如应对宝宝进食、睡觉和养成卫生习惯等情况，本书推荐100种护理方法，涉及操作要领、按摩手法以及育儿建议等。这些方法简单实用，且无须特别的技巧。

总之，我们要充满信心，勤学勤练，与孩子共享交流互动的美妙时光。

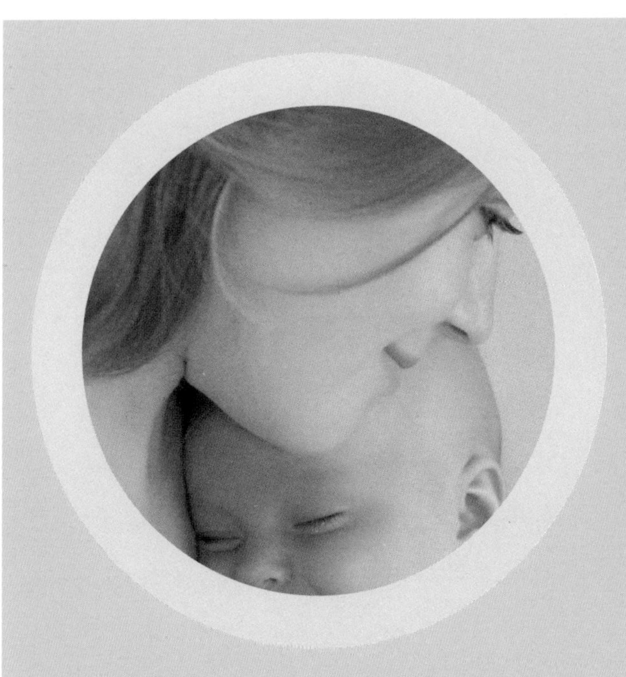

新生儿娇小的身体和缺乏自我护理的能力唤起我们心中的爱怜。他除了得到来自父母提供的食物和护理外，也得到开发自身潜能的机会。

0—3个月宝宝的护理

宝宝刚出生，显得很无助，往往以哭的方式寻求帮助，而且只有获得外界反应后，他的需求方能得到满足。母亲尤其对宝宝的哭声敏感，她会赶紧跑到他身边，把他抱起来，和他说话，为他做许多事情。

我们每天花费大量时间护理新生宝宝，无论是吃喝拉撒睡，还是更衣、清洁，或者引导他感知新环境，都是为了保证他的生理和心理健康发育。

为了从容应对如此繁重的任务，新手父母们必须从头“学艺”，掌握各种护理技巧，比如如何给宝宝喂奶、拍嗝、穿衣、洗澡等，还要学会搂抱抚慰、游戏逗弄、预防疾病、锻炼身体等，调动一切可能开发他身体潜能的积极因素。

宝宝的新生活就这样开始了！

01 温情和抚爱

怀胎十月，母亲给予胎儿百般呵护。当新生儿来到这个世界时，他一定会有新的体验，尤其是饥饿感。最典型的是，为了要奶吃，他不停地哭闹或者扭动身体，特别需要与喂养他的人建立密切的关系。

由于宝宝太小，还不能自理，因此对他的护理必然涉及搂抱和触摸等动作。搂抱不只给无助的宝宝身体上的帮助，还意味着他被接纳，同时向他传达一个信息，即他在新的生活环境中有了一处安乐窝，搂抱他的人会给予他关爱与关心。

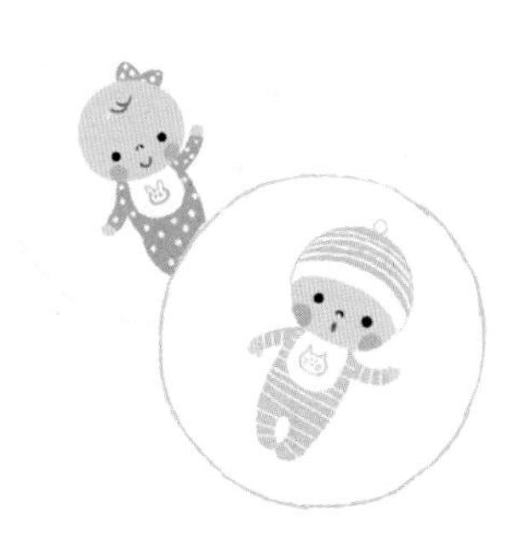

我们需要了解宝宝的感受并做出回应。搂抱可以重建类似胎儿期母子一体的关系，使宝宝和我们再次共享生活，无论是生理的，还是心理的。

母亲的，甚或父亲的温柔眼神、话语、抚摸，对促进宝宝身心发育的作用不亚于母乳或者配方奶。他依偎在亲人的怀里，在温情的目光注视下，静静地吸食着奶，远比独自被裹在襁褓中更感惬意和安心。

宝宝需要一种充满爱、尊重和包容的关系。正所谓，依恋自有真情，亲密才有认同。

02 刺激宝宝的食欲

有的宝宝吃奶时仍处在睡眠状态，没有食欲，但是不一会儿却又要奶吃，因为之前没有吃饱。在这种情况下，我们可以在喂奶前试着快速按摩他的脚底，将他从睡梦中唤醒，刺激他的食欲，提高他的进食量。

按压脚底的穴位，可帮助调节整个身体系统，使之恢复平衡。

操作方法：

（1）让宝宝平躺在铺好垫子的小桌子或者床上，从襁褓中慢慢抽出他的右脚，用您的双

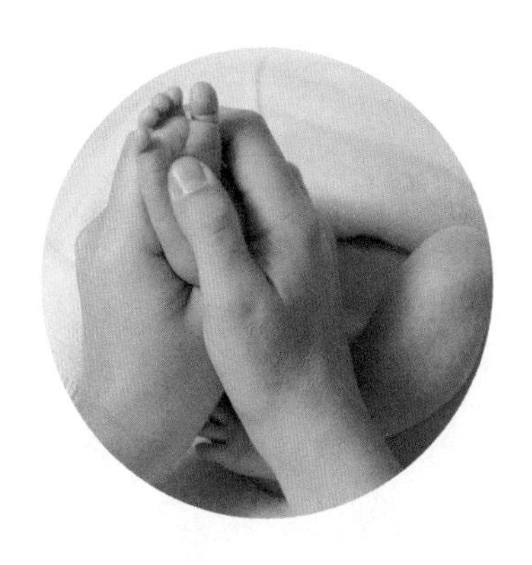

手在他的踝关节和脚部周围来回轻按数次，接着用手掌按摩整只脚。

（2）将大拇指压在涌泉穴（如图示），按顺时针方向循环按摩十几次，然后再按摩脚部数秒，最后用手掌轻按整只脚，完成全套动作。动作要连贯、舒缓，切忌用力过重、过猛。

（3）把宝宝的右脚放回襁褓中，随后按以上方法按摩他的左脚。两只脚都要按摩到，缺一不可。

03 喂奶与吃奶

宝宝吃奶时，母亲需要放松身体，保持合适的体位。坐在硬硬的凳子上或者站着喂奶，无论是您还是宝宝，都会觉得不舒服。

在房间里找一处清静的地方，如果有沙发或靠背椅紧邻窗户，那应该是你们共享特殊时刻的最佳选择！

温馨提示：

（1）如果是哺乳，您要稳稳地倚靠在靠垫上，用双脚撑住身体，而不致坐姿不稳，来回摇晃，影响宝宝进食。当您的身体完全放松时，

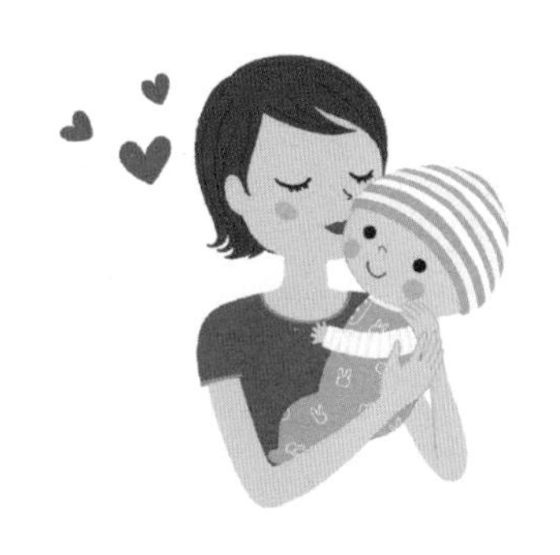

您便能让宝宝尽享美餐。此时，您要低垂双肩，将肘部靠在合适的地方，因为肌肉酸痛或者紧张可能会使乳汁分泌量减少。

（2）即便是用奶瓶喂奶，您也要选用一张舒适的沙发，背部靠稳。同时，避免玻璃奶瓶反光刺激宝宝的眼睛，或者妨碍您与他的眼神交流。

（3）喂完奶，不要急于把宝宝抱回床上，您应该和他一起待上几分钟，互相对视、微笑。不要忘了，顺带拍拍嗝，把他胃里可能吸进去的空气排出来，否则他会很不舒服。

总之，喂奶和吃奶是您和宝宝相互沟通、加深彼此感情的好机会，您要尽量让他的进食过程充满温情与快乐。

04 保证鼻腔通畅

宝宝吃奶吞咽时，要用鼻子呼吸，所以必须保持鼻腔畅通，使进食无碍。鼻腔可以过滤空气，但又容易聚积灰尘，导致呼吸困难。

婴幼儿鼻塞是较常见的现象，原因较多，如果宝宝鼻塞比较严重，会影响吃饭和睡觉。因此建议每天至少轻擦宝宝的鼻腔两次，清除里面的灰痂。

操作方法：

（1）让宝宝平躺在床上，头部略垫高，确保他处于自然安静的状态。

（2）用潮湿的棉布条或棉签轻轻探入鼻腔，接着慢慢捻动，再抽出来。如果一次清理不完，可更换棉布条或棉签，重复以上动作。

（3）也可以使用喷剂或小剂量生理盐水。这时，将宝宝的头转向一侧，然后往鼻腔里喷入或滴入生理盐水，最后用棉布条或棉签将分泌物清理出来。

（4）或者用大拇指和食指在宝宝鼻翼两侧轻轻按摩数下，让他打喷嚏，以此将分泌物喷出来，缓解鼻塞。

温馨提示：

将棉布条或棉签探入鼻腔时，深度要适中，否则会划伤鼻黏膜或将分泌物推向深处。

05 帮助宝宝打嗝

宝宝在吃奶时会吞入一些空气或者因身体受凉而刺激自主神经，导致膈肌突然收缩，出现打嗝现象。

几个简单动作能帮助宝宝顺利排气，让他顿感舒适。

操作方法：

（1）将宝宝的头部靠到您的肩上，然后一只手扶住他的腰部，另一只手将他的一只胳膊抬高。这样可以提高膈肌的位置，促使聚积在体内的空气排出。

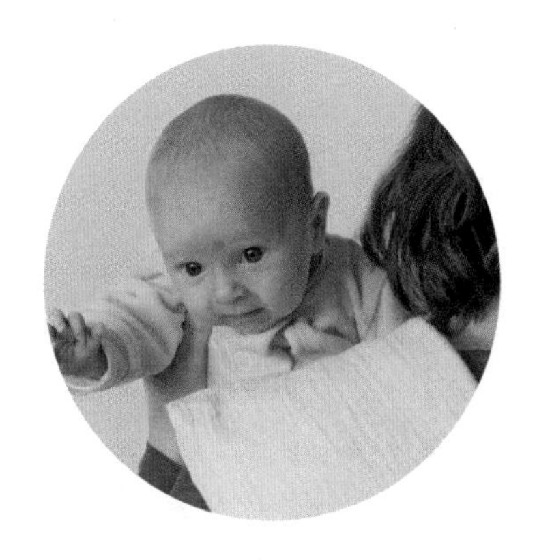

（2）您用空心掌自下而上轻轻拍打宝宝的后背，这种操作多数情况下能帮助宝宝顺利把嗝打出来。

（3）如果是受凉导致打嗝，可以给宝宝喝点温水，然后让他身体稍微弯曲，使胃部和膈肌相对靠近，缓解膈肌痉挛，就能达到止嗝的效果。

温馨提示：

拍打宝宝后背时，施力要均匀，力度要适当。过轻，不起作用；过重，容易造成伤害。

06 迅速止嗝法

打嗝现象在胎儿期就存在，并持续到宝宝出生后最初数月，甚至更长的时间。这虽然对健康一般无害，却是令人讨厌的事情。

您不妨试试下面两种方法，可迅速止嗝。

材料准备：

一张吸水力强的纸、几根棉签、少量凉水。

操作方法：

方法一 凉水刺激法

（1）将纸揉成团，如硬币大小，接着蘸点

冰凉的水。

（2）把纸团按在宝宝双眉之间的前额处，等上一会儿，打嗝便会停止。

方法二 按压法

（1）先让宝宝张开嘴，然后把一根棉签的软端伸到他的口中。

（2）轻轻按压软腭正中线的位置，约 1 分钟后，就能止嗝。

（3）按压时动作要轻柔，避免损伤宝宝的口腔黏膜。

温馨提示：

如果宝宝打嗝过于频繁，可能存在疾病，应立即去医院检查，确定病因后再对症治疗。

07 肌肤接触

宝宝出生后的最初几周，非常乐意依偎在您的身上，感受肌肤接触。他闻着您的体味，听着您的心跳和呼吸声，会在融融暖意中进入梦乡。

的确，您与宝宝的肌肤接触，让他倍感安心、安全。无论是母亲还是父亲，都可以尝试这种再简单不过的催眠方法。

材料准备：

一块布单，或一块软毛毯，或一件带领子的毛织紧身 T 恤衫。

操作方法：

（1）您舒适地坐在床上或沙发上，腰部微微向后倾。

（2）脱光宝宝的衣服，保留尿布；将他的头部靠在您的胸部以上，两人身体紧贴。

（3）用布单或软毛毯盖住宝宝的腰背部，也可以将 T 恤衫披在他身上，以防着凉。

温馨提示：

布单只起保暖作用，没有保护作用。如果您要站起来，请用一只手托住宝宝的臀部，用另一只手扶住他的背部。

08 如何使用襁褓

人们很早以前就习惯使用襁褓，但是 20 世纪 70 年代，在自由主义思潮的影响下，襁褓在国外逐渐被弃用，因为有观点认为它限制了婴儿的行动自由。

如今，这种包裹婴儿的被子再次受到众多儿科医生和新生儿父母的推崇，理由是它能够使婴儿，特别是经常在睡眠中出现惊跳反射的婴儿，睡得更踏实，更有安全感。被包裹的婴儿可连续数小时不醒，手脚也不会乱动。

考虑到舒适度，建议选用毛织布襁褓。此外，室内温度不宜太高。

操作方法：

（1）把宝宝平放到布中间，将布的一端往反方向拉起，盖住同侧手肩部，然后从身体另一侧折到后背裹紧。

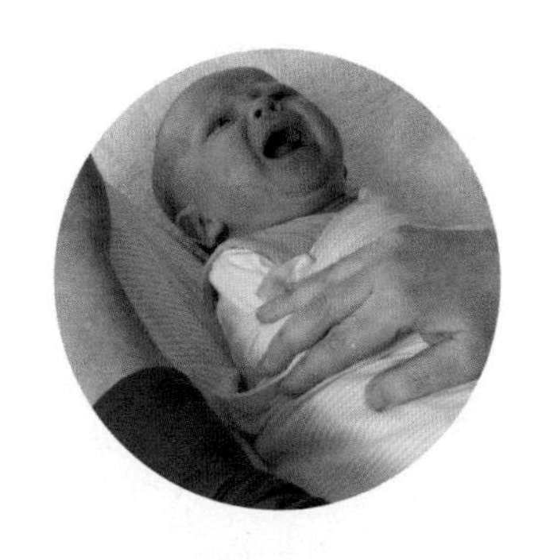

（2）以同样的方式包裹宝宝身体另一侧。

（3）宝宝的体重足以压住后背的布。在襁褓中，他会很快安静下来并入睡。

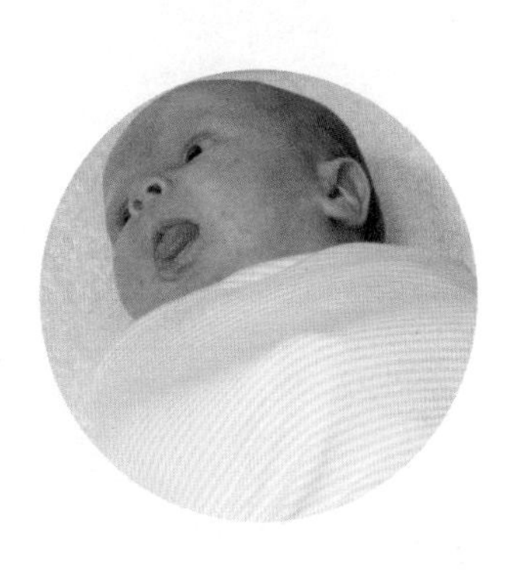

（4）定期清洗襁褓，确保其清洁卫生。

温馨提示：

切忌让裹在襁褓里的宝宝趴着睡觉，这样容易导致他呼吸困难。

09 神奇的羊皮毯

绵羊或者羔羊皮制成的毯子有诸多好处，其中安神助眠效果明显，一旦用上就很难割舍。

这种皮毯护理简便，易于从床上搬到婴儿车内或者轿车的安全座椅上。即使外出旅行，您的宝宝也会喜欢让它陪伴左右。

羊皮毯还可以调节温度，冬暖夏凉，四季皆可使用。

使用方法：

（1）羊皮毯柔软且保暖性好，可当作舒适的床垫，有助于宝宝的身心放松，帮助其入睡。

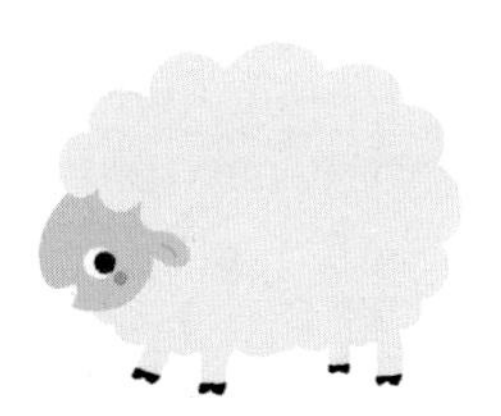

使用之前，妈妈或者爸爸可以躺在毯子上睡几个晚上，留下自己的体味，这样宝宝闻到后会睡得更踏实。

（2）把羊皮毯铺在地上，让宝宝在上面玩游戏。这时他会表现得很安静，哭闹现象也会大大减少。

温馨提示：

（1）为避免宝宝过敏，最好选用经过加工处理的环保真皮毯。

（2）如果宝宝出于好奇用手抓食皮毯上的毛，要及时制止。

10 布置婴儿房

合理布置房间对宝宝的身心健康大有裨益，可使他从一出生便能在一个色调和谐、气氛静谧的环境中生活。

宝宝出生后的最初数月，大部分时间都将在室内度过，且不宜在室外待得太久。因此，父母要提早考虑如何布置宝宝的房间，即便他与你们同住一室。

操作方法：

（1）房间墙的颜色尽量淡雅、柔和，给人以宁静和敞亮的感觉。宝宝肯定不喜欢昏暗、

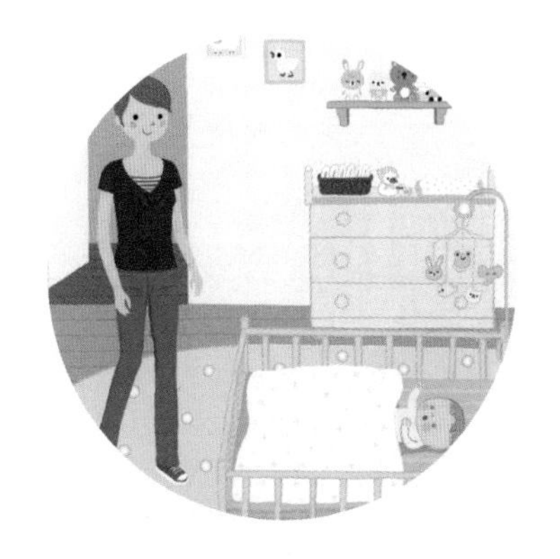

压抑的气氛。

（2）最好让宝宝躺在床上就能看到房门，否则他会千方百计地挪动身体，使劲朝门的方向看，以满足自己的好奇心，因为他希望知道是谁在进出自己的房间。

（3）如果宝宝经常向某一侧转头，您需要调整床的位置，方便他向另一侧转头，保证两侧视野均无阻碍。

（4）如果宝宝睡前经常躁动不安，您不妨把床换个方向或地方，然后看看情况是否有所改善，否则要查明原因。

11 陪宝宝睡觉

有人陪伴在身边，宝宝会睡得更踏实，这是因为他在妈妈肚子里的时候就已经习惯和亲人形影不离了。出生后的分离对他来说确实是一件艰难的事。

为了让宝宝适应新的生活环境，顺利跨越过渡期，大多数父母都会选择陪宝宝睡觉，更何况和他在一起便于夜间喂奶。不过，宝宝还很娇弱，我们要关注以下几个问题。

注意事项：

（1）和宝宝同床，要预防发生意外。可以

让他睡在大床中间，防止坠地；不要将您的被子或枕头放在他旁边，避免阻碍他的呼吸。

（2）要是您睡觉习惯不好，担心宝宝会被压着喘不上气，不如在大床边放一张婴儿床或一个睡篮。这样您和宝宝虽然分床睡，但依然在一起。

（3）由于新生儿不适应我们的作息时间，常常分不清白天与黑夜，影响父母正常休息，因此需要逐步调整他的生物钟。（参见第 51 项护理方法）

（4）有时候宝宝情绪亢奋,无法及时入睡。为此，您要采取一些办法，如讲故事或者哼唱儿歌等，让他渐渐进入睡前状态。（参见第 49 项护理方法）

（5）如果您正处在生病期间，建议暂时不要和宝宝同睡一室。

12 减少惊跳反射

宝宝刚出生，神经系统发育不成熟，所以睡觉时偶尔会出现惊跳反射（又称莫罗反射）现象而影响睡眠。面对这种情况，有的父母束手无策，以为孩子得了怪病。其实，这是正常现象。

所谓惊跳反射，又称莫罗反射，是指婴儿身体对外部的突发刺激，如噪声、光亮变化等，做出的本能反应，看起来就像他被“吓了一跳”。

下面是几个颇为有效的应对方法。

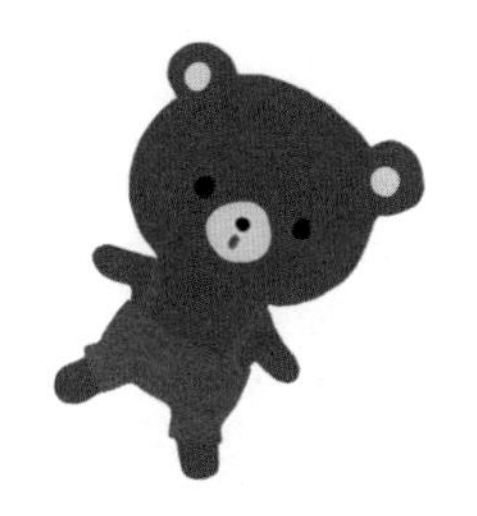

应对方法：

（1）宝宝平躺时，稍微垫高他的双肩，比如把一块襁褓布卷起来，放到小床或者睡篮里，绕着宝宝的头上方将两端垫在他的双肩下，这样宝宝会感觉更舒适，更安全。

（2）保持室内安静，无论是白天还是夜晚，家人讲话的声音和干活的声音应尽量降低，减少噪声“污染”。

（3）宝宝睡觉时，室内光线要暗一些，以免打扰他休息。

温馨提示：

如果宝宝频繁出现惊跳反射，甚至出现惊恐等症状，建议尽快就医，切勿耽误。

13 抱起熟睡的宝宝

有时候，我们临时外出办事或者旅行，不得不带着宝宝同行。因此，需要掌握一点技巧才能从床上抱起熟睡的宝宝，或者抱着他走动而不惊醒他。

操作方法：

（1）您要保持双手温暖、平滑，呼吸匀称，心静如常。

（2）将一只手放在宝宝的双膝上，然后慢慢将平躺的他向身体一侧转，另一只手托住宝宝的腹部。

（3）双手一起转动，让宝宝在您的一只手

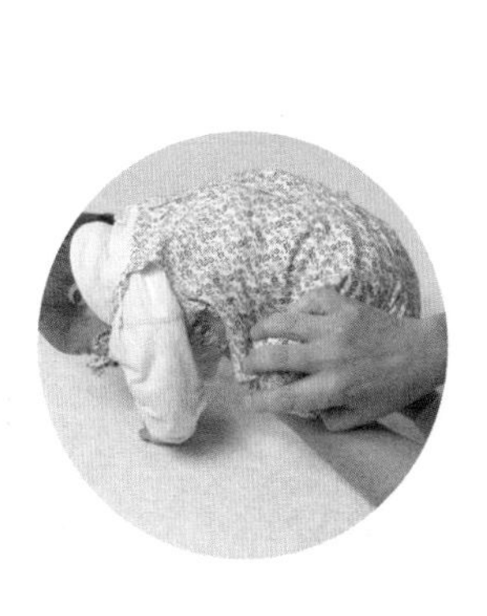

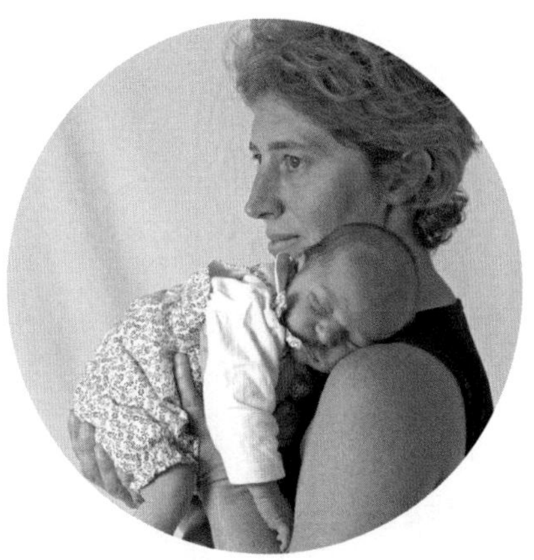

掌上呈俯卧状。随后用双手将他轻轻抱起，向您的肩部靠。

（4）让宝宝的膝盖始终呈弯曲状，直到他的头部靠到您的肩上。（如上右图示）这时，他会蜷缩在您的手上，依然酣睡。注意要托住他的颈椎。

温馨提示：

（1）整套动作要轻柔连贯，施力均衡。

（2）切忌用冷冰冰的手触摸宝宝的皮肤，否则他一定会被惊醒。

14 放熟睡宝宝回床

当宝宝在您的怀中熟睡后，要把他放回到床上且不惊醒他，通常不大容易。这是因为被抱着的宝宝有一种安全感，一旦被放到床上，他便失去了这种安全感，容易即刻惊醒，甚至哭闹。

为解决这个难题，可以试试下面的方法。

操作方法：

（1）当宝宝的头部靠在您的肩上时，您的一只手放在他的背部，另一只手则轻轻托起他的臀部。

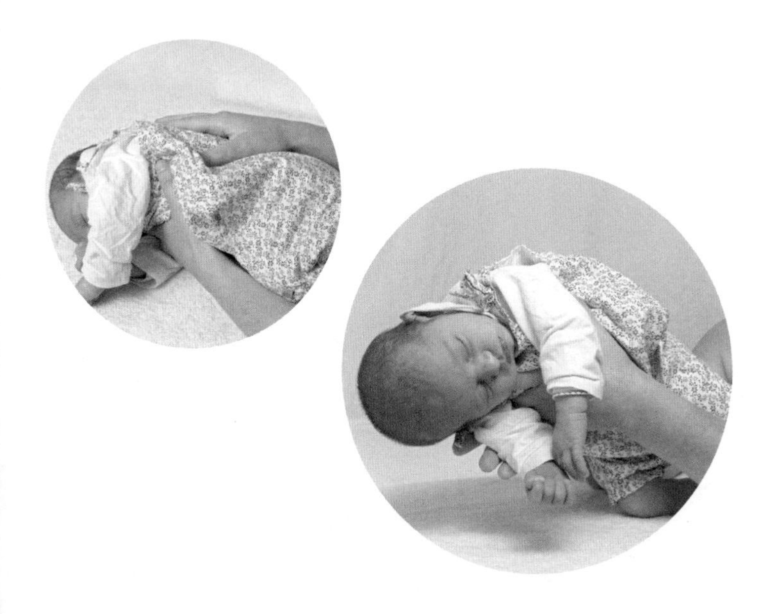

（2）支撑宝宝后背的手向其胸腹部滑动，手指向上。另一只手再抬高他的臀部，使他趴在您的手掌上，接着将手向外翻转。

（3）支撑宝宝臀部的手转而支撑他的背部，然后双手轻轻将他的头和身体侧放到床上，让他手臂朝前。

（4）把支撑宝宝后背的手移到他手臂的位置并用力托住，继续转动他的身体，直到他平躺在床上。

15 给宝宝穿衣服

1 岁前，宝宝几乎没有自理能力，他的所有生活事务均由父母或者其他成人来承担。也许有的人还不知道，在给宝宝穿衣服时，最忌讳抬他的头，因为这会让他很不舒服，产生抗拒心理。

那究竟怎样做才合适呢？给宝宝穿衣服看似简单，但要做到位，则需要掌握一定的技巧。

操作方法：

（1）给宝宝穿衣服的时候，让他平躺在床上，保持安静状态。

（2）将宝宝的一只胳膊（如右胳膊）套进一只袖子（右侧袖子）。

（3）用一只手将宝宝的双脚抬至腹部，使臀部略微抬起，让他的背部和头部支撑身体，呈完全蜷缩状。

（4）这时，用另一只手将衣服从宝宝的后背处拉到左边。

（5）放下宝宝的臀部，再将他的另一只胳膊套入另一只袖子，最后系好衣服扣子。

温馨提示：

您的每一个动作都要轻柔、温和，切忌用力过猛。

16 巧弯宝宝的腿

当宝宝的双腿伸开时，通常很难给他穿裤子。此时不能使用蛮力生硬地弯他的腿，而需要找窍门使腿打弯儿，又不让他感到难受。

下面的方法简单易学，非常实用，适用于1岁前的宝宝。

操作方法：

（1）用右手托起宝宝的左脚后跟，大拇指按在他的大脚趾上。

（2）轻轻向下压，这时宝宝的腿会自然而然地弯曲。只要松开大拇指，他的腿又会伸开。

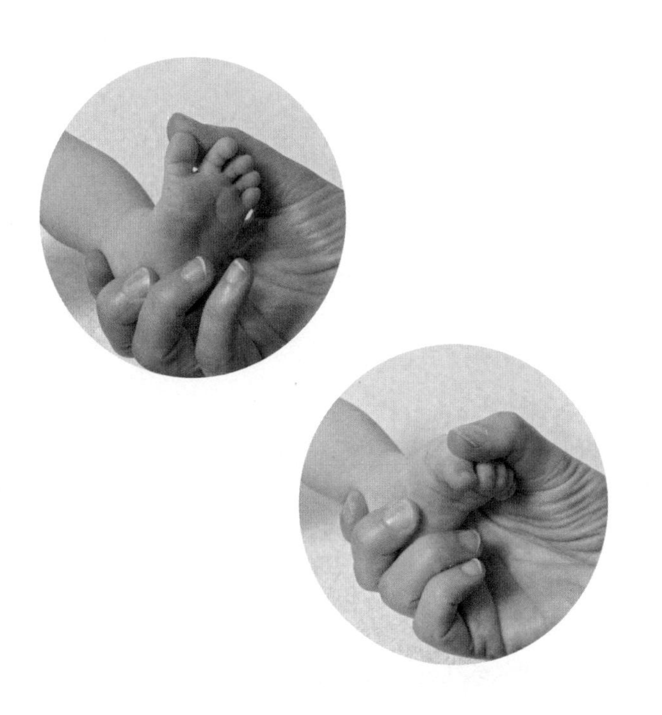

（3）用左手托起宝宝的右脚后跟，大拇指按在他的大脚趾上，然后轻轻向下压，这样宝宝的右腿就打弯儿了。

经过几次操作，您很快就能掌握技巧，不再需要为如何让宝宝的腿打弯儿而发愁了！

17 给宝宝脱衣服

和穿衣服一样，给宝宝脱衣服时，也不要抬他的头，尽量让他保持舒适、安稳的姿势，否则可能引起惊跳反射。

操作方法：

（1）让宝宝平躺在床上。脱掉宝宝的一只袖子，之后将他的双腿弯曲并移至腹部，此时

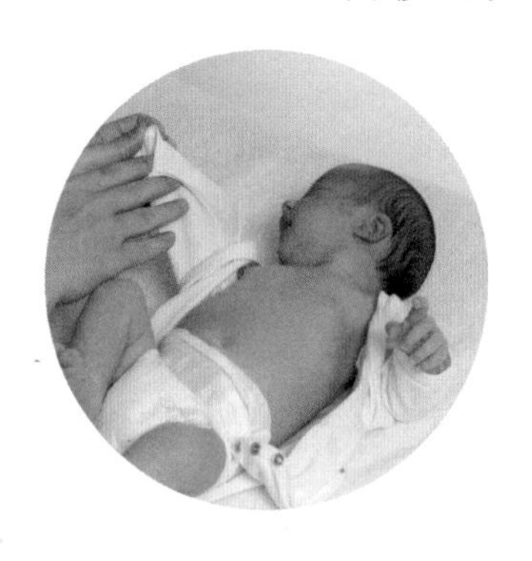

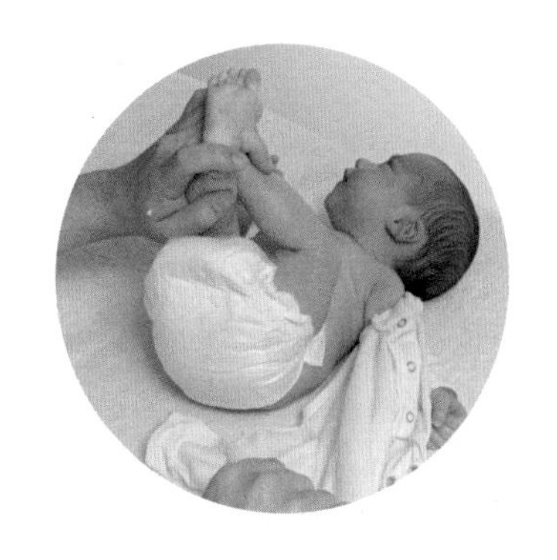

不必抬起他的整个身体，只需用一只手轻轻托起他的臀部即可。

（2）用手拽住衣服，慢慢从宝宝的后背拉出来，放下他的臀部，让背部贴到床面。

（3）待他躺平后再脱另一只袖子，接着结束脱衣过程。

（4）如果给宝宝翻身，您用一只手拢住他的双腿，另一只手伸到他的臀部下翻转即可。

温馨提示：

脱衣服比穿衣服相对容易些，但是动作仍然要柔和，不可使用蛮力。无论是穿衣还是脱衣，都要密切注意宝宝的反应。

18 为宝宝挑选衣物

衣物关乎婴幼儿身体发育和健康，所以必须引起我们的重视。现在商店里卖的儿童衣物琳琅满目，样式繁多，如何挑选适合的衣物，对父母们来说是不小的挑战。

几点建议：

（1）最好选用做工简单、质地柔软和材料环保的衣物，如亚麻、棉布、软毛织等；远离合成材料制成的衣物，因为它们很容易刺激宝宝细嫩的皮肤，诱发过敏反应。

（2）不要选用成人化的衣物，套头衫尤其不合适，因为它在穿脱时需要经常抬起和放下

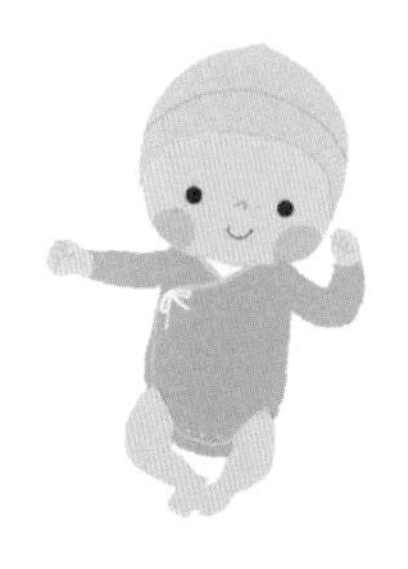

宝宝的头，会让他感觉难受和缺乏安全感，好像被人任意摆布似的。

（3）保暖效果也是重要的标准。实际上，新生儿很容易着凉，因此在天气冷的时候，身体的某些部位，如双脚、背部和腹部要捂严，尤其是在宝宝睡觉的时候，只有这样他才能睡得安稳。

温馨提示：

有时候，您不觉得冷，甚至还有些热，可是对于刚刚降生不久的新生儿来说，他在母体37℃的恒温环境中生活了约 40 周，需要几周时间来适应较低温度的新环境，所以此时的保暖十分关键。

19 选用婴儿车

不少父母会给自己的宝宝购买婴儿车，不仅便于外出，而且会更安全，还可以走得更远，特别是长途旅行时。

有研究表明，当宝宝坐在婴儿车中背对着父母和面对父母时，无论是行为举止还是生理反应都大不一样。面对父母坐着，宝宝显得安心，应激反应较弱，爱笑，也容易入睡；反之则不然。

总之，挑选婴儿车是有些门道的，不是哪种车型都适合您的宝宝，需要考虑多个因素和权衡利弊。

几点建议：

（1）选用的婴儿车应让宝宝坐在里面能够看见您，要没有视野遮挡，或者要带可折叠的遮阳篷。

（2）最好选用易于折叠或组装的婴儿车。这样不用时可折叠放置，不占地方，也便于放入车的后备厢，适合外出或旅行时使用。

（3）车内的活动空间以及高矮要适中，适合宝宝的体长。

（4）要考虑婴儿车的大小，因为宝宝长得很快。车子太小，用不了多长时间便要废弃，既浪费金钱，又浪费精力。

（5）最好让宝宝试坐（躺）一下，看看他有什么反应，是兴奋、微笑、茫然，还是害怕、哭闹……至少先让他满意才行。

（6）选用的婴儿车结构不宜太复杂，功能也不需要太多，不然日后维护、维修会有许多麻烦和烦恼。

20 婴儿背巾

婴儿背巾的原理很简单，即用一块专用织布，将婴儿系绑在兜布中，身体呈蛙状，松紧要适度，双脚外露。

主要优点：

（1）父母使用婴儿背巾，既解放了双手，可以随意做自己的事情，又保持着与宝宝的亲密接触。

（2）多年来流行着各式各样的婴儿背巾，它们的设计符合婴儿的生理特点，具有舒适、安全的特点和抚慰的功能。

（3）只要使用得当，婴儿背巾有利于提高

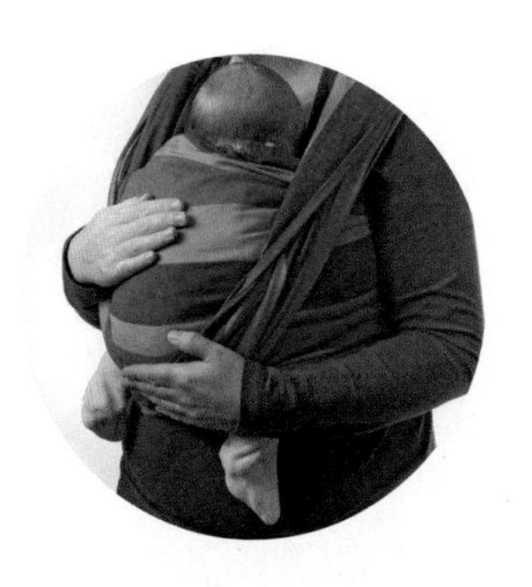

宝宝的平衡感、身体柔韧性和情感意识，还可以增强他的肌张力，即使他在熟睡中。

（4）与婴儿背带相比，背巾受力面大，压强小，宝宝的体验感会更好。

（5）背巾柔软，透气性好，非常适合春夏季使用，而且可自行绑出各种样式。

温馨提示：

为更好地学用背巾，建议参加相关培训或者在专业人士指导下练习使用。

21 改进婴儿背带

如果使用传统式婴儿背带,您很快会发现:宝宝的双腿吊着，来回晃荡，身体不能有效固定；而且您自己也会感觉肩背部很难受，双手也没有真正得到解放，要时不时地扶着宝宝，总担心他身体重心不稳。

建议您对婴儿背带做个小小的改进，轻松解决以上问题。

操作方法：

（1）选用一块透气性好、质地结实、面料柔软的长条布巾。

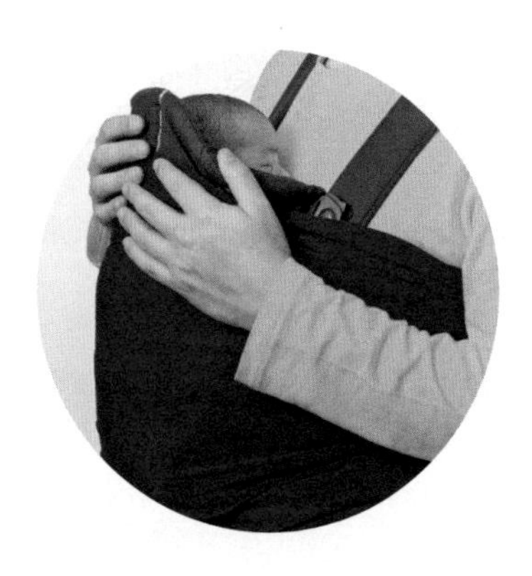

（2）用布巾将您和宝宝一起拦腰围住，松紧适度。过松，不能达到稳定宝宝坐姿的目的；过紧，你们两人都会觉得太勒，不舒服。

（3）把宝宝的双腿分开，使他坐得更稳，不会乱晃。

（4）慢慢收紧布巾，兜住宝宝的臀部、双腿和背部。

（5）反复练习几遍，直到熟练掌握操作要领。必要时，寻求专业指导。

22 单手搂抱宝宝

对于新手父母来说，单手搂抱宝宝的确是个重要课题，需要从头学起。

无论是在室内还是在室外，您搂抱宝宝时，首先要尊重人体的基本生理规律，掌握一定技巧，这样宝宝才会感觉安全、舒适，您自己也会觉得轻松、自然；反之，如果搂抱不当，宝宝四肢乱动，很可能会发生意外。

操作方法：

（1）单手搂抱宝宝时，您的一只手臂要呈环形，肘部向外，将他抱在臂弯处，脸朝外。

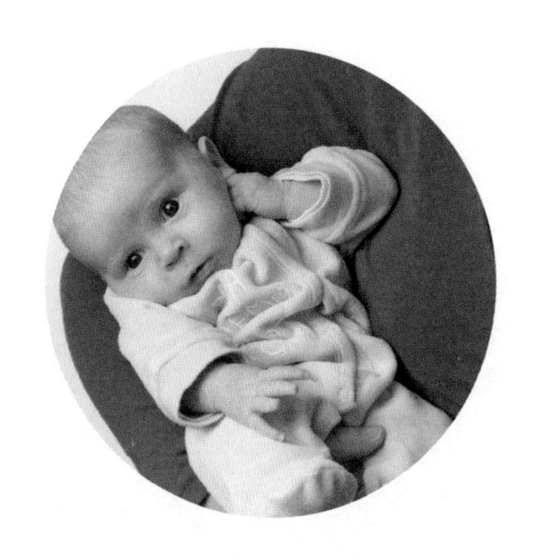

（2）用手握住宝宝紧贴着您身体的那条腿，让宝宝稳稳地坐在手臂空当处。这时，您的肘部正好支撑他的头部。

（3）反复练习几遍，直到熟练掌握操作方法，能够得心应手地搂抱宝宝。

温馨提示：

左右手均可搂抱宝宝，视个人习惯而定。

23 清理胎粪

胎粪是母亲怀孕期间，胎儿大肠中堆积残留的各种物质。出生后，宝宝的结肠开始工作，便会排出这些残留物。

墨绿色的胎粪很黏稠，需要及时清理。几天后，他进食消化后则会排出黄色便便。

材料准备：

一包医用棉花、一块婴幼儿肥皂、一盆清水。

操作方法：

（1）让宝宝平躺在床上，去掉尿布，尽量

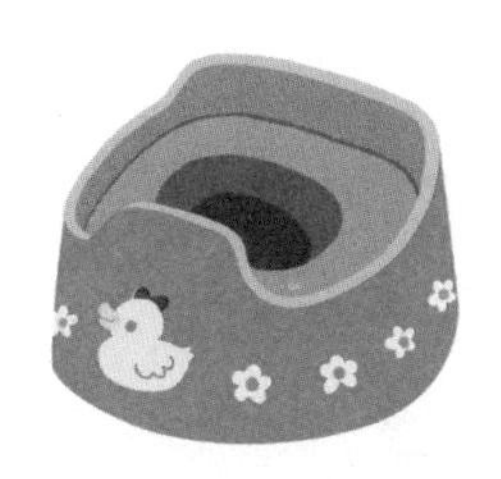

让他保持安静，不乱动四肢。

（2）按摩宝宝的脚部并按压穴位（参见第36项护理方法），刺激排泄。您的动作要轻柔，施力不宜太重。

（3）将棉花揉成小球，蘸点水，随后开始一点点清除胎粪。切忌用力过猛，擦伤宝宝的皮肤。

（4）清理完胎粪，再用新的棉花球蘸水清洗肛门及周围。

（5）为了抚慰宝宝和分散他的注意力，在清理胎粪过程中，您可以给他哼唱儿歌，或者和他说话，或者播放一段轻柔的音乐。

24 处理残留脐带

脐带连接孕妇子宫内的胎儿与胎盘。胎儿一旦出生，脐带便被剪断并结扎，不过会留一点残余，之后一到两周才能自然脱落。

这期间，最好每天对脐带结扎处进行清洁和消毒护理，以防感染。

材料准备：

棉签、润肤油、一瓶酒精、一卷胶带。

操作方法：

（1）让宝宝平躺在床上，然后把宝宝尿布

的上半部分折叠起来，用胶带粘住折叠处，避免碰到肚脐。

（2）一只手轻轻拿起正在结痂的残留脐带，另一只手用棉签蘸些酒精或润肤油均匀涂抹在脐带处，使其软化，并进行消毒。

（3）过几分钟后，用另一根棉签清除脐带及周围的污垢。

（4）平时保持脐带处干燥。一旦沾水，要及时擦干。

温馨提示：

如果脐带出现肿胀或者分泌脓性物质等感染症状，要尽快去医院做专业处理，切不可掉以轻心，否则会导致严重后果。

25 给宝宝洗澡

建议您用手给宝宝洗澡，因为肌肤接触有利于促进他的感官发育，而且他可以继续体验曾经在妈妈肚子里的那种触碰感和安全感。

正常情况下，根据天气和温度情况，每两到三天给宝宝洗一次澡就够了，不宜过于频繁。

操作方法：

（1）洗澡时先洗宝宝的头部，护好他的耳朵，以防进水。

（2）把头擦干后，再洗身上，重点是易脏部位，如肛周、腋下、大腿根等。整个洗澡时

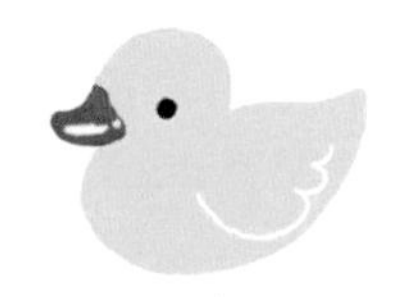

间不能过长，10 分钟以内比较合适，否则宝宝容易着凉。

（3）洗完澡，尽快擦干身体，再适量涂抹润肤油或护肤霜，因为宝宝的皮肤太娇嫩，需要保持滋润。此外，要格外注意宝宝脐带的卫生，沾水后应及时擦干，以免感染。

（4）顺便给宝宝做几个简单的抚触动作，如揉揉肚子、搓搓手脚和按摩背部等。

（5）穿好衣服，保证周身温暖。

温馨提示：

宝宝专用的清洗剂仅用于宝宝身体容易脏的部位，如屁股和手，其余部位一般用清水冲洗即可。

26 保证洗澡安全

给宝宝洗澡并不难，难的是如何保证洗澡安全，避免发生意外，这多少会让新手父母们有些忐忑。

只要遵循一定方法，及时总结经验，就能顺利通过安全关。

操作方法：

（1）浴室温度应保持在 25℃以上，同时要关闭门窗，以防冷空气侵入。

（2）洗澡水最好在 35℃—40℃，洗澡前，您先用手试试水温，过低会让宝宝着凉，过高

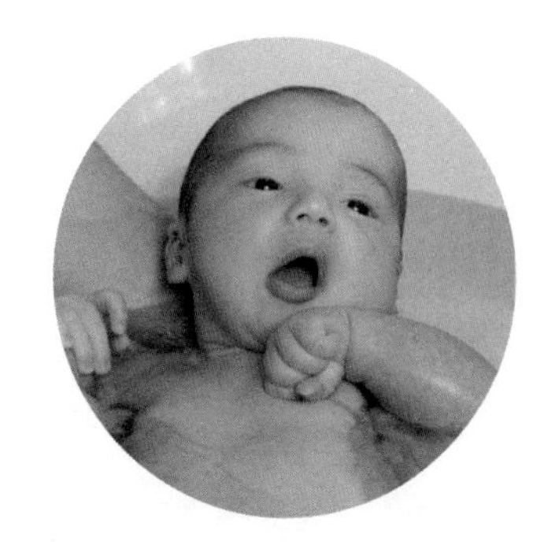

则可能烫伤他的皮肤。

（3）洗澡时要防止水进入宝宝的口腔和鼻腔，引起呛咳。一旦发生这种情况，应立即将他的身体侧过来拍打后背，以免窒息。

（4）为预防干燥失水，洗澡后要尽快擦干宝宝的身体，并涂抹适量润肤油或护肤霜。最好再辅之以按摩（参见第 33 项护理方法）。

温馨提示：

洗澡时，您务必用前臂支撑宝宝的肩部，整个手臂呈环状齐肩托住他，不要抱得太紧。这种方法可以有效防止他下滑，也便于实施应急处理。

27 襁褓浴

有的宝宝不喜欢光着身子洗澡，要么觉得冷，要么觉得不安全。这时，您可以试着把他裹在襁褓里洗澡。如此，他会非常自在，身心放松，仿佛又回到了胎儿时期。

襁褓浴适于 0—3 个月的宝宝。

材料准备：

两块软浴巾、一个大浴盆。

操作方法：

（1）让宝宝平躺在床上，脱去他的衣服。

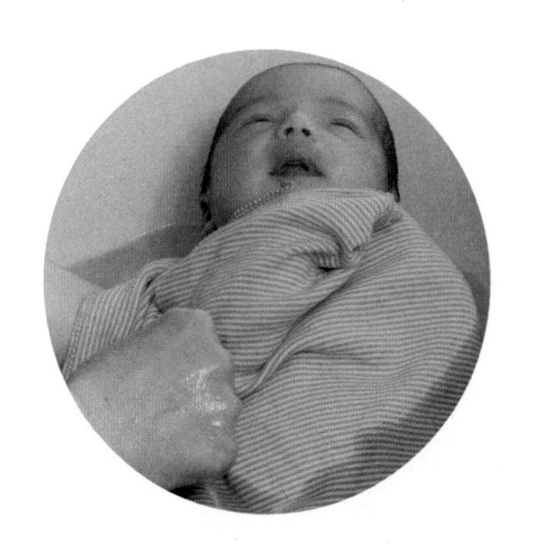

（2）把宝宝裹在一块轻柔的浴巾里，然后抱起他，搂着他浸入浴盆。

（3）随着他越来越放松，您从他身上慢慢抽掉浴巾，但您的手臂要始终搂着他（参见第26项护理方法），使他感觉一切如常，没有什么变化。

（4）洗完澡后，从浴盆中抱出宝宝，将浴巾留在盆内。把他放到一块新浴巾上，擦干身上的水，涂抹适量的润肤油或护肤霜，随后给他穿上衣服。

28 清洗脖子

宝宝长时间躺在床上，保持仰卧姿势，脖子很容易脏，如不及时清洗，容易出现皮肤问题，所以要定期清洗。我们甚至还可以在平时给宝宝喂水喂奶时，给宝宝戴上一条宝宝专用的围脖进行保护。

清洗脖子不是件轻松的事，因为上面有许多褶皱，且宝宝又不会主动配合扭动脖子。为此，必须掌握一定的清洗技巧。

材料准备：

一块软毛巾、几根医用棉签、一盆温水。

操作方法：

（1）让宝宝平躺在床上，四肢放松。

（2）清洗时,把一只手放到宝宝的肩胛下，轻轻上抬，使他的头略微仰起，露出脖子有褶皱的地方。

（3）用另一只手拿着柔软的毛巾，蘸些温水慢慢擦拭宝宝的脖子，直到清洗完毕。褶皱较深的地方，可用棉签轻轻滑动来清洁，慢慢挑出污垢。

（4）记得用毛巾再把脖子擦一遍，确保干净卫生。根据季节，可考虑涂抹适量润肤油或爽身露。

温馨提示：

刚出生的宝宝颈部力量不足,还不能抬头，所以切忌用力抬他的头。

29 去除乳痂

新生儿头皮上的一些皮脂堆积后便形成了所谓的乳痂。要预防他不自觉地用手抠抓，引起感染，就必须经常清洗头皮。只要处置得当，乳痂会逐渐消失。

材料准备：

一块软毛巾、一盆温水、少许食用植物油（如茶油）或婴儿润肤油。

操作方法：

方法一　油敷软化

（1）在宝宝的头皮上涂抹少量食用植物油

或者婴儿润肤油，轻柔按摩，促使乳痂软化。

（2）待乳痂软化后，再用湿毛巾慢慢清洗，去除头皮上的污垢。

（3）如果一次清洗不干净或者宝宝表现得非常烦躁，可分几次进行。先去除已经软化的部分，之后按同样方法再去除其余部分。

方法二 湿巾软化

（1）先用湿毛巾盖在乳痂处做湿敷，让乳痂变软。

（2）清洗方法同上。

温馨提示：

（1）乳痂软化的时间因人而异，有的宝宝需要几个小时，有的宝宝则需要更长时间。

（2）清理乳痂时，务必要耐心，绝不能用手硬抠，否则很容易弄伤宝宝的头皮。

30 给宝宝洗手

婴儿的口欲期使他们有啃咬手指的习惯，因此需要定期给他们洗手，保持手的清洁卫生。一般来讲，用清水给宝宝洗手就行了，除非他触碰了沾有污渍的东西。

出生 3 个月的宝宝，双手始终呈握拳状，这是一种无意识反应，又叫握持反射。这时给宝宝洗手要找到窍门，不能用蛮力硬掰开他的手，否则会造成伤害。

材料准备：

两块小毛巾、一盆温水。

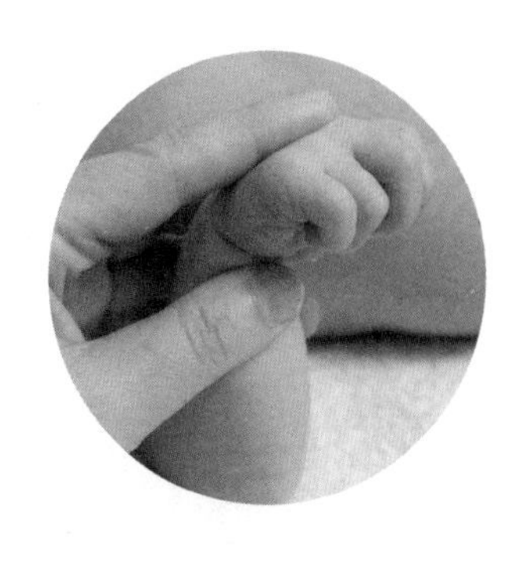

操作方法：

（1）要是宝宝的手握得太紧而无法张开，您可以用拇指和中指捏住他一只手的小手腕，将食指压在他的手背上，让他的手腕弯曲，这样他的手指会慢慢松开。（如图示）

（2）抓紧时间拿毛巾蘸点水，清洗宝宝张开的小手，依次擦手掌、手背和手指。

（3）以同样的方法清洗宝宝的另一只手。

（4）用干毛巾把两只小手擦干净。

温馨提示：

宝宝6个月后，您就可以抱着他靠近洗手盆洗手。如果他的小手比较脏，用毛巾蘸点婴儿专用洗手液，涂在手上，轻微揉搓，随后清洗干净，不留残余。

31 按摩前准备

经常给宝宝按摩非常有必要，这既是亲人之间愉快的互动，又有利于宝宝的身体健康，何乐而不为呢?

婴儿按摩具有多重功效,如加快新陈代谢,缓解肌肉紧张，促进消化，减轻烦躁情绪，提高睡眠质量，等等。

然而，按摩之前需要做一些准备，确保您和宝宝能够共享美好时刻。

准备工作：

（1）将室内温度控制在 25℃左右。因为

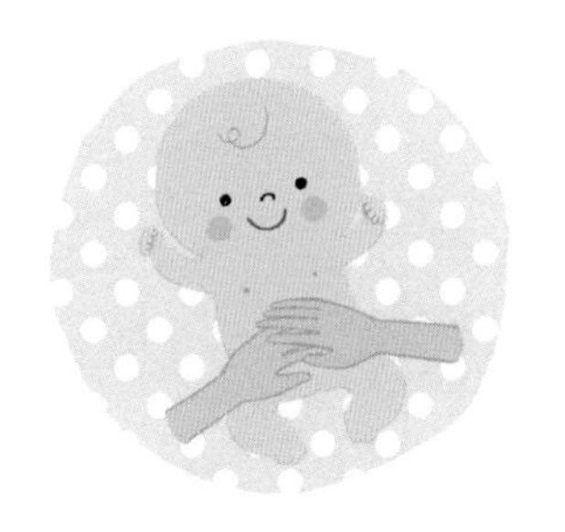

温度过低，宝宝容易感冒着凉；过高，宝宝容易出汗，体感不舒服。

（2）如果使用供暖设备，如空调、暖风机等，应放置在合适的位置，所提供的热风尽量柔和、均匀，切勿直接对着宝宝吹。

（3）为了营造一个友善的环境，最好利用自然光源或者过滤后的反射光源做照明，避免强光刺激宝宝的眼睛。

（4）找一把带靠垫的座椅，这样您坐着给宝宝按摩时就不会腰酸背痛了。

（5）选用一块质地柔软的厚布，铺在床上或者沙发上，以便给宝宝按摩时他能舒适地躺在上面。

32 选用按摩油

宝宝的皮肤细嫩，表面缺乏油脂保护层，所以要选用合适的按摩油，否则按摩过程中会因施力不当或者反复摩擦而损伤宝宝的皮肤。

几点建议：

（1）选用天然植物油，比如婴儿专用茶油或者橄榄油。这类油从天然原料中提取，不含化学溶剂，适用于婴儿按摩。

（2）需要注意的是，有的坚果油，如核桃油、榛子油，容易引起皮肤过敏，要谨慎使用。

（3）按摩油通常都有保质期，购买时请查看相关信息并在期限内使用。

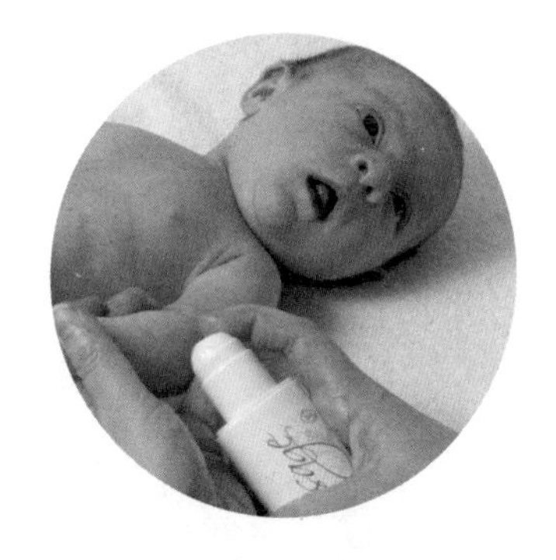

除了选用合适的按摩油，还要掌握正确的使用方法。

使用方法：

（1）按摩前，您在手心上挤点按摩油，搓热双手。切忌用凉手触摸宝宝的身体，不然容易引起宝宝的惊跳反射。

（2）按摩过程中，如果手发涩，需要再往手中添加油。这时，其中一只手最好保持与宝宝的身体接触，不要离开，否则他会觉得不安全。

（3）按摩结束后，务必用毛巾将您手上和宝宝身体上的残留油渍擦干净，避免宝宝啃咬手指时误食。

33 抚触式按摩

这种按摩简单易学，即用双手在宝宝身上做对称运动，具有安神、抚慰的作用，尤其适用于躁动不安或安全感不足的宝宝。

做抚触式按摩时，宝宝穿不穿衣服都行，具体要看室内温度的高低和您或他的意愿。不穿衣服时，应当使用按摩油来给宝宝做抚触式按摩。

操作方法：

（1）让宝宝平躺在床上，保持放松状态。

（2）您先搓热双手，然后张开双手，将手

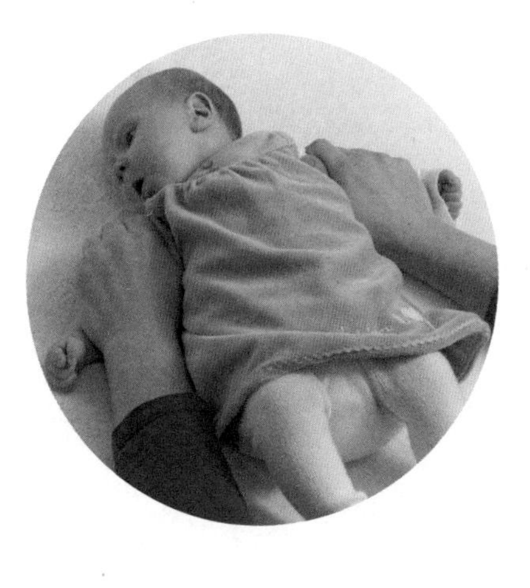

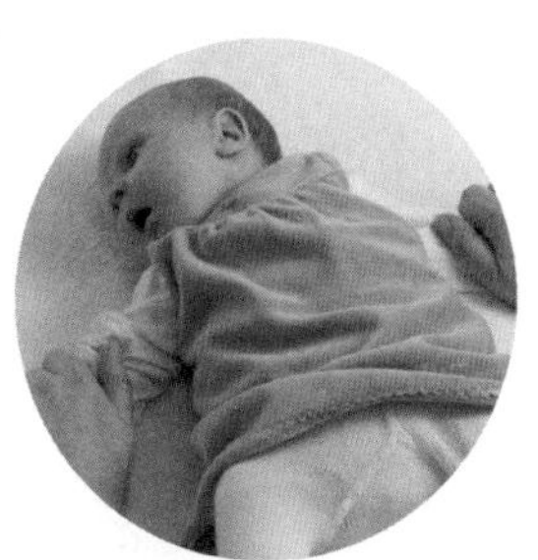

掌放在宝宝的肩部。

（3）接着轻轻按压宝宝的肩头，好像在告诉他，您就在他身边。

（4）双手同时朝宝宝的肘部、前臂和手移动，每移动到一处都要轻压几下。

（5）以同样方式按摩宝宝的胸部和腿部。

温馨提示：

按摩动作要轻柔，尤其在按压胸部时。

34 滑动式按摩

这种按摩要求您的手从宝宝身体的一个部位滑动到另一个部位，动作要轻柔、平稳。

按摩时，您把手放在他的身上，用手掌根部，即大鱼际处发力，手的其他部分可以放松，手腕保持灵活。不要做任何按压动作，除了手臂放松所施加的正常压力。

操作方法：

（1）从背部开始按摩，因为这个部位空间大，很方便进行按摩，也是宝宝最喜欢让人触摸的地方，这会让他想起在妈妈肚子里的感觉，十分惬意。

（2）按摩身体各部位时，手要滑动到位，如上下肢要到末端，躯干要到臀部。

（3）无论按摩何处，都能让宝宝镇静、放松，并且能促进你们之间的亲情交流。

温馨提示：

建议用柔软的被子盖住按摩过的部位，以防宝宝着凉。

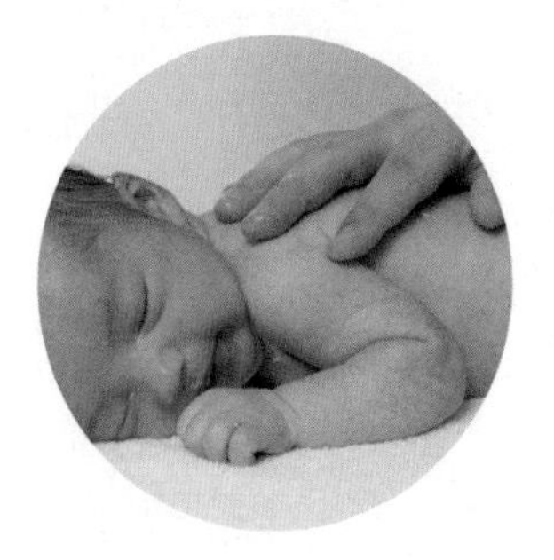

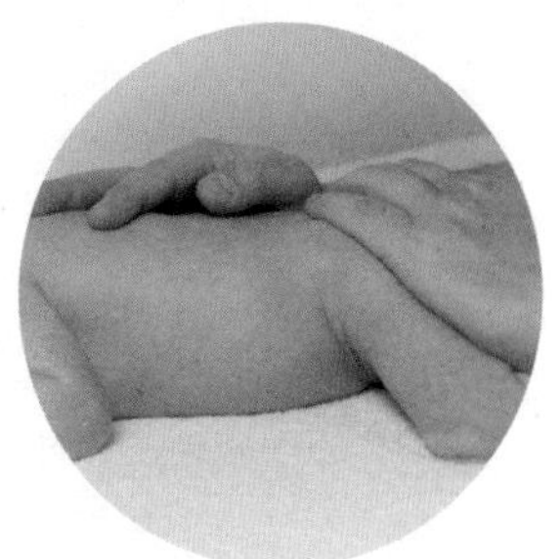

35 按摩缓解腹痛(1)

出生后最初 3 个月，宝宝的消化系统尚未发育成熟，功能不健全的结肠可能会积气，从而导致腹痛。针对这种情况，您可以经常用手掌按顺时针方向轻揉他的腹部，帮助他排出体内积气，缓解疼痛。

下面介绍一种利用宝宝双膝进行腹部按摩的方法，也就是通过他自身的肢体运动，促进体内气体排出，从而减轻疼痛。

操作方法：

（1）让宝宝平躺在床上。您用双手轻轻弯

曲他的双膝，贴近其腹部，然后慢慢转动，做画圆动作。

（2）还可以让宝宝的背靠在您身上，将他的双膝贴近腹部，顺带抬起他的臀部。这种姿势使他全身放松，有利于排出引起腹痛的气体。

（3）要是宝宝没有不良反应，您可以重复几遍动作。

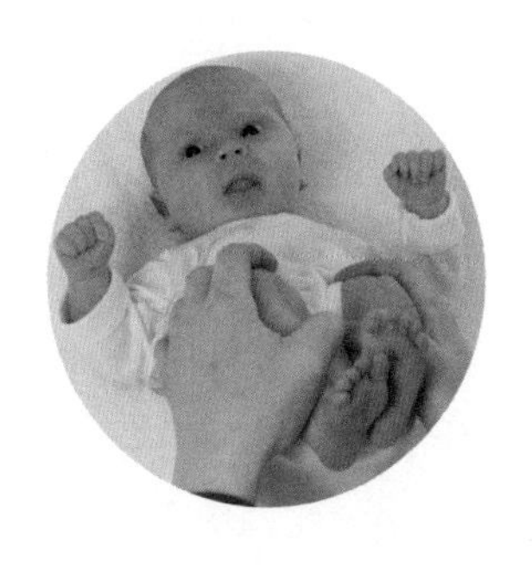

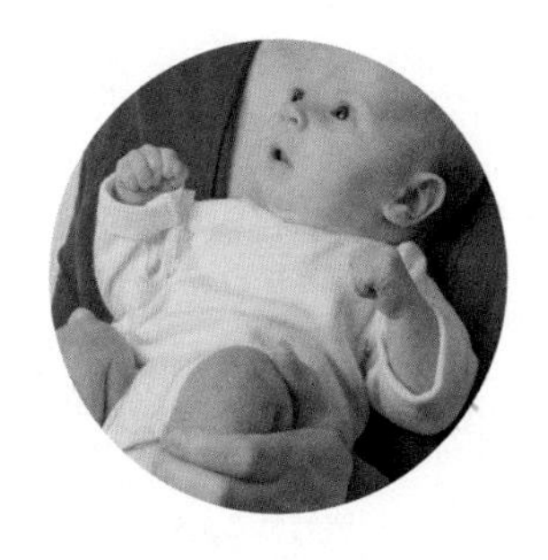

温馨提示：

如果宝宝腹痛症状明显，伴随哭闹、腹泻等症状，要及时带他去医院检查，以免耽误病情，造成严重后果。

36 按摩缓解腹痛(2)

当宝宝腹痛得厉害时，您可以按照图示按摩他的脚部，以缓解腹痛。

操作方法：

（1）把宝宝的右脚从衣服中抽出，先做一遍抚触式按摩和滑动式按摩。

（2）您将拇指弯曲，压在图中绿点位置，沿标识线按压至黄点。（如图示）

（3）连续做三次，最后再抚触一遍，结束此轮按摩。把宝宝的脚放回衣服内。

（4）以同样方式取出左脚先按摩一遍，再沿标识线从红点按压至蓝点。（如图示）

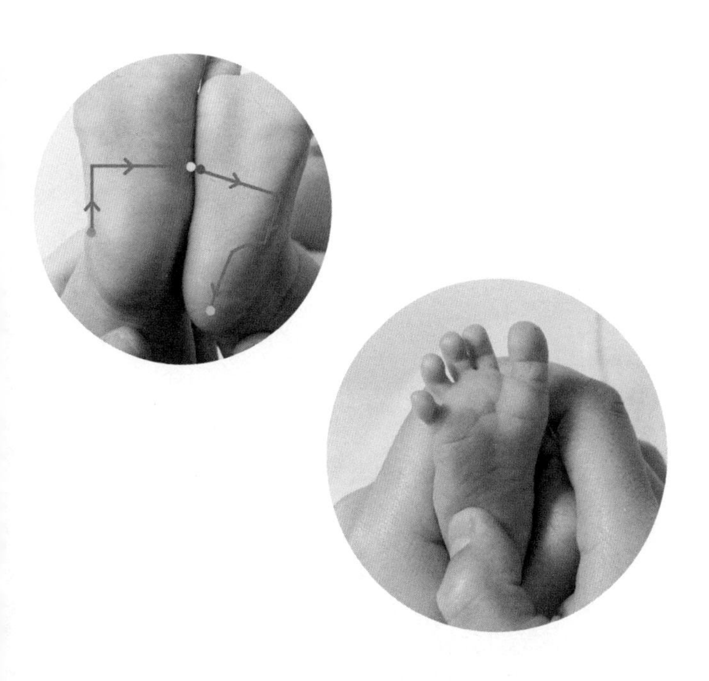

（5）按摩过程中，保持拇指略微弯曲，动作轻柔，以免引发其他不适症状，同时注意观察宝宝的反应。

温馨提示：

如果按摩依然不能缓解宝宝的腹痛症状，应及时带他去医院就医，查明原因，对症施治。

37 挂床玩具

宝宝需要通过观察周围的事物来唤醒自己的身体潜能，促进听觉和视觉发展。

毫无疑问，宝宝睁开眼睛，首先看到的是挂在床上的各种玩具，因此选用合适的挂床玩具就显得尤为重要了。

几点建议：

（1）宝宝最先能识别的是黑白两种颜色，所以要挑选颜色对比鲜明的挂件。

（2）还要考虑：宝宝平时躺在床上，哪些挂件更能引起他的注意和兴趣？比如会转动或

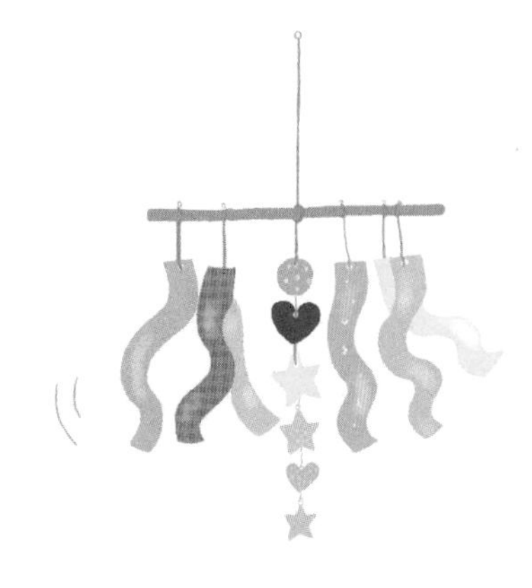

者带响声的小玩意儿。

（3）挂件一般挂在婴儿床的上方，需要的话，也可以挂在小桌子的上方。如果盥洗时宝宝不配合，您不妨用挂床玩具引逗他，效果一定会不错。

（4）挂床玩具不宜过多、过杂。要根据宝宝的生长周期和相应的辨识能力选用，并定期更换，即选用新的更换掉旧的，让他始终保持对玩具的新鲜感。

（5）充分认识挂床玩具对宝宝身体技能的训练作用。比如当玩具发出响声时，宝宝一定会努力扭头看，由此锻炼他的颈部肌肉；玩具转动，他的眼睛也会随之快速转动。

38 第一节体操课

由于肌肉力量不足，新生宝宝无法利用自己的运动系统自主移动身体、坐起、站立、走动等。

宝宝 3 个月后，您应该有意识地引导他做一些运动，锻炼他的肌肉。比如宝宝睡醒后，可以经常让他练习趴在床上，因为此时他的四肢会不停地乱动，有助于刺激背部肌肉群和增强运动机能。

训练方法：

（1）让宝宝平躺在床上，您用双手握住他

的脚踝，一只手轻轻拉直他的一条腿，另一只手弯曲他的另一条腿，让膝盖尽量靠近腹部。

（2）为了增加弯曲度，您将手指轻滑到宝宝的大腿上，并带动膝盖向床面转动，顺势将这条腿跨过伸直的腿，使他的身体侧翻。

（3）交换左右手位置，将宝宝弯曲的腿向斜下方外侧伸展。

（4）整个过程中，宝宝的另一条腿始终伸直不动。这样，他的身体便由仰卧翻转成俯卧。

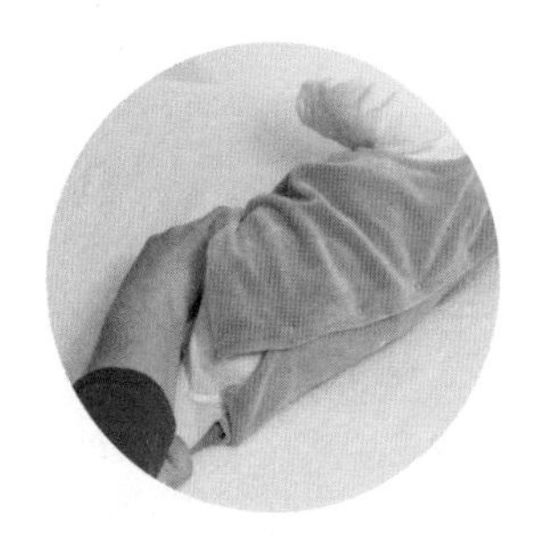

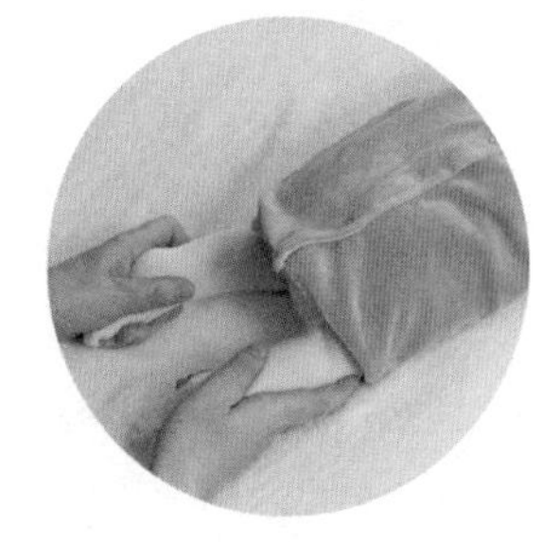

温馨提示：

所有弯曲、拉伸等动作都要轻柔、连贯，切勿使用蛮力。

39 练习翻身

对宝宝来说，由俯卧到仰卧的翻身动作稍有难度，但只要学会使劲转动腰部和骨盆，就很容易将身体翻转过来。这时需要您耐心帮助他反复练习，直到他掌握相关技巧。

练习方法：

（1）用一只手握住宝宝的一只手腕，然后将他的手臂靠近体侧并伸直。

（2）用另一只手握住他身体另一侧的脚踝，将膝盖向肚脐方向轻推，使他的臀部拱起来，接着向后侧转动身体。

（3）始终保持宝宝身体下侧手臂伸直。随

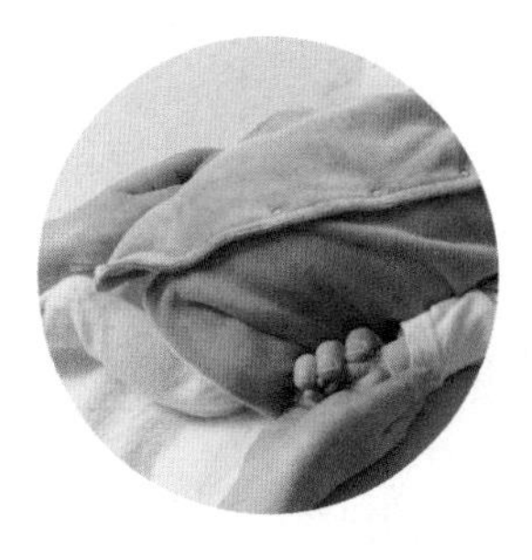

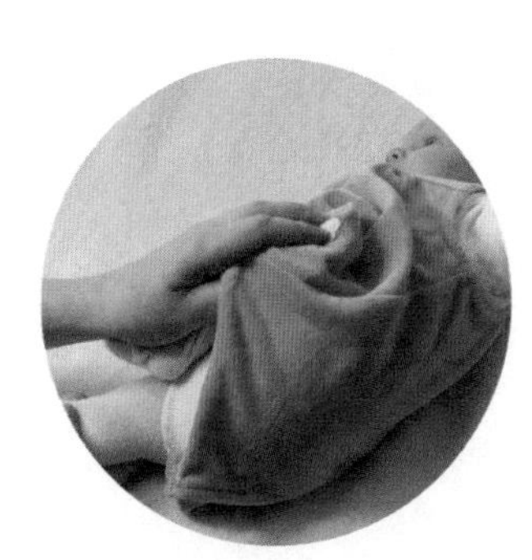

着转动，他的身体会由俯卧变成仰卧。

（4）为控制翻转速度，可以握住宝宝弯曲的膝盖，直到完成整套动作。

温馨提示：

宝宝俯卧时，如出现疲态、不适或者欲睡等现象，应停止练习，让他回到仰卧姿势适当休息。

40 奇特的姿势

有这么一种姿势能让宝宝感到特别平静和安全：当他蜷缩身体时，仿佛又成了胎儿，回到妈妈的肚子里。

此时，您可以抱起宝宝，举到眼前，彼此非常愉快地对视、眨眼、微笑，进行情感交流，共享美好时刻！

操作方法：

（1）用一只手将宝宝的一条腿抬起，向对侧的胸部方向弯曲。

（2）另一只手以同样的方式弯曲宝宝的另

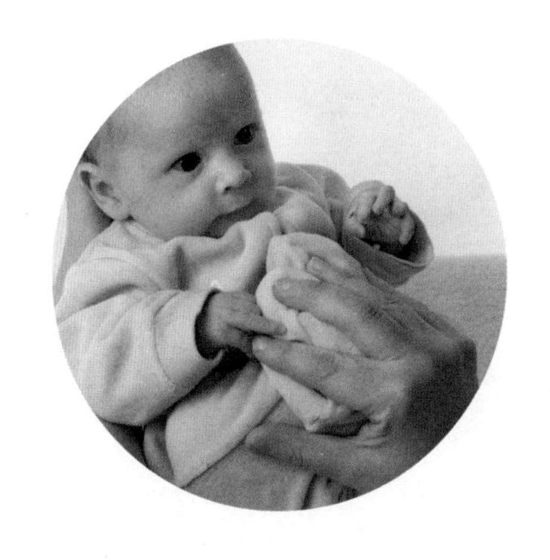

一条腿，使双腿呈交叉状。

（3）一只手的手指按住宝宝弯曲的双腿，手掌抵住他的臀部，这时要稍微用力顶压，动作要和缓。

（4）抽出另一只手从宝宝的背后向上托住他的颈部，前臂轻轻撑住他的腰部，使他的身体呈蜷缩状。

（5）可以经常以这种方式抱宝宝，从而加强您与他之间的情感交流。还可以不时地跟他说话，引逗他。

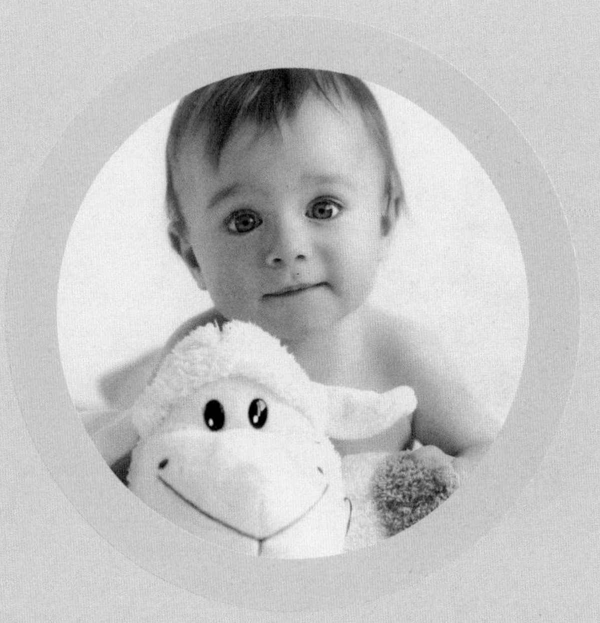

对这个阶段的孩子来说，食物不再完全来自母体，他已经可以食用一些成人食物了。这使他每天都有机会意识到自己正在成长，可以和周围的人一起参与生活。

4—8个月宝宝的护理

我们必须明白，现在的宝宝已经是一个不一样的人了，尽管身体依然很小，但在个人发育上取得了很大的进步。

宝宝开始不安分，使劲活动身体，四处张望，留意周围所有晃动着的东西，还会主动冲人微笑。他尝试着爬行和抬头，用手抓取东西，乳牙也慢慢从牙床里萌发。

宝宝的身体发育如此之快，以至于大约 5 个月大时，母乳不再能满足其需求，要辅之新食物。

如何挑选适合宝宝吃的果蔬，让他睡得更香，缓解诸如疼痛、发烧、皮疹等身体小疾，提高他的动作能力，满足其身体均衡发展的需要等，成了我们要考虑的新问题。

41 连续吃同种食物

我们不喜欢连续几天吃同样的蔬菜或者水果，老想换换口味。宝宝则不然，重复吃同样的食物反而有助于他记住不同味道的区别。

宝宝刚来到这个陌生世界，对周围的一切几乎一无所知。味觉也一样，宝宝的感觉器官处在发育阶段，大脑需要时间辨别所尝到的各种味道，加强记忆。因此，他愿意重复吃同一种东西也就不足为奇了。

操作方法：

（1）给宝宝适量地准备几种常见的蔬菜或

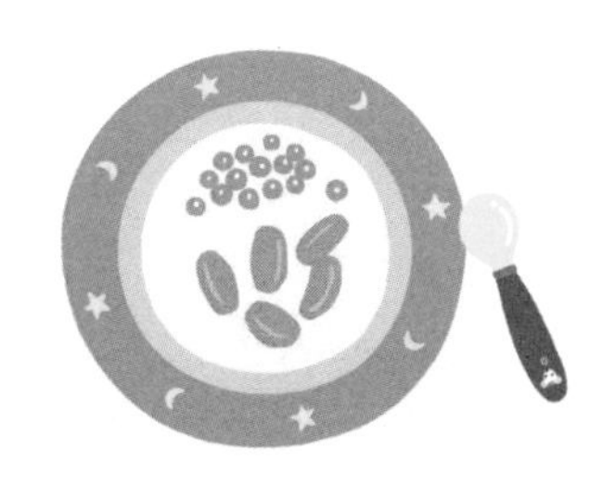

者水果，供他连续几天食用。尽量避免选择容易使他过敏的食物。

（2）为了让宝宝适应蔬菜或者水果的甜味，可先让他尝胡萝卜、南瓜、梨等，这些都是天然甜味果蔬。

（3）要是宝宝讨厌某种蔬菜或者水果，您不必硬让他吃，等几周后再说。

（4）经过反复品尝同样的蔬菜或者水果，宝宝会慢慢熟悉并记住所吃东西的味道。

温馨提示：

要将蔬菜或者水果打成泥后让宝宝品尝，因为他的牙齿还没长出来，不能咀嚼食物。

42 为宝宝备餐

许多宝宝都喜欢吃家庭自制菜泥。但是父母要上班，常常没有时间做。这样就必须提前做出来，一次备餐供多次食用。

低龄宝宝的吃饭时间与我们的明显不同，不是固定的一日三餐，而是一日 5—8 餐，甚至更多。因为他们的肠胃功能还比较脆弱，难以适应大饭量、大间隔的进餐制。

操作方法：

（1）挑选多种适合宝宝的蔬菜做菜泥。为了让宝宝有存粮，可以一次做出几次食用的量。

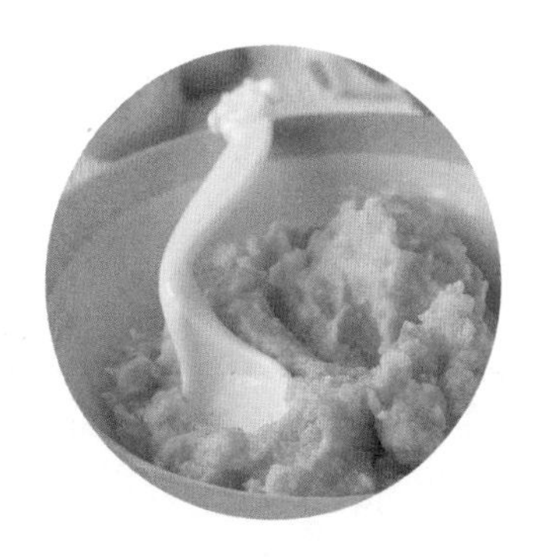

（2）将多余菜泥分装若干小袋，每餐一袋，每袋5—6勺的量。分装后将袋子放入冰箱冷藏或者冷冻，视具体情况而定。

（3）食用时，从冰箱拿出袋子，将菜泥倒入碗中，加热后喂给宝宝吃。

温馨提示：

（1）有的蔬菜，如绿叶菜，做熟后不能长时间存放，更不能隔夜食用。因此，挑选时要格外留心，绝不可掉以轻心。

（2）将食物放入冰箱保存时，要生熟分开，调到合适的冷藏或者冷冻温度；选用食品级包装材料存放食物。

43 在父母腿上吃饭

虽然儿童餐椅很实用，但过早地让宝宝坐在上面吃饭确实有些勉为其难。他不仅坐不稳，还会乱动，使您无法正常喂饭。

最好的方法是，当宝宝能够自己坐起来的时候，让他坐在您的腿上吃饭，这样他会更安心、惬意地品尝各种食物。待宝宝大些，再让他坐在椅子上独自进食。

操作方法：

（1）您坐到桌子旁边的椅子上，把宝宝抱到您的腿上，背对着您坐，身体稍微偏左或偏

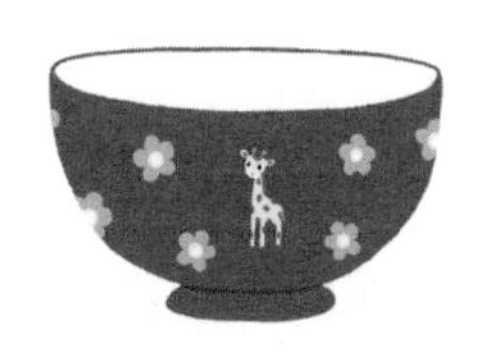

右，以方便喂饭。

（2）一只胳膊从宝宝后背搂住他，并将手搭在他的外侧肩胛处或者桌沿上形成支撑，确保他坐姿稳定，不向后仰。

（3）用另一只手拿勺子给宝宝喂饭，每勺的量要适中，不宜过多，否则容易噎着他，使他厌烦进食。

温馨提示：

（1）建议给宝宝戴个围嘴，避免食物残渣弄脏衣服。

（2）喂饭过程中，仔细观察宝宝的反应，和他柔声交流，教他认识不同的食物，使进餐变成你们愉快互动的时刻。

44 啃咬胡萝卜

宝宝 6—7 个月大时开始吃菜泥，并从中获得新的味觉体验。在这之前，您可以向他展示真正的胡萝卜，甚至让他拿着它啃咬。

其实，这个年龄的孩子喜欢啃咬东西，因为他已进入长牙期。随着乳牙的形成，口腔会有一些不适感，需要以啃咬东西的方式缓解。同时，他还可以通过啃咬感知和理解世界上的新奇物，满足心理需求。

操作方法：

（1）挑选两根细些的有机胡萝卜，用清水

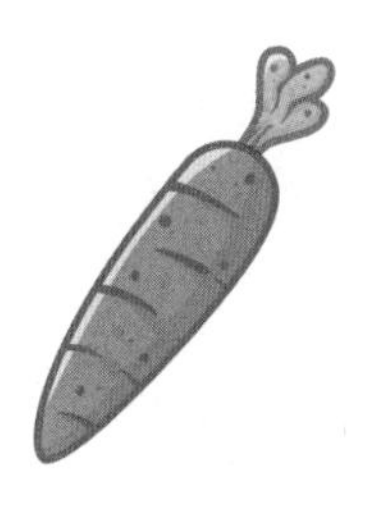

洗净后去皮。

（2）您先给宝宝做示范，将一根胡萝卜放到自己嘴巴里，轻轻啃咬。

（3）然后让宝宝拿着另一根胡萝卜模仿您的动作啃咬，但时间不可太长，最多几分钟。

对宝宝来说，啃咬胡萝卜是按摩牙床的理想方式，而此时此刻他或许还在着急地等着妈妈做菜泥呢。

温馨提示：

宝宝啃咬胡萝卜时，一定要注意观察，切勿让宝宝噎着。

45 清洗围嘴

宝宝开始学习独立进食时，通常会表现得很闹，极不配合，更不适应，还想赖在父母身上让人喂食。

他常常“无理取闹”，一会儿尝几口，一会儿又吐出来，甚至不时反胃……弄得地上、围嘴上到处沾着食物残渣、污渍，轻易擦洗不掉，让人觉得很烦躁！

材料准备：

一瓶洗涤液、一包干酵母、一个水盆、一把小刷子。

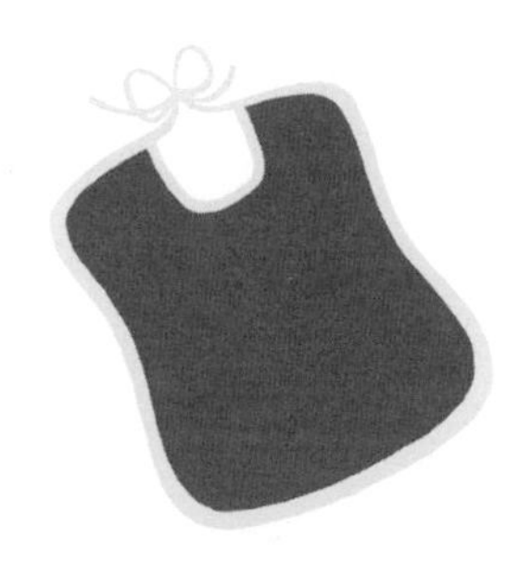

清洗方法：

（1）将盆装满水，把脏的围嘴放到盆里。

（2）往盆里添加少许洗涤液，让围嘴在水中浸泡数小时，然后加一包干酵母。

（3）待酵母与洗涤液发生化学反应后，从盆里拿出围嘴。

（4）换一盆清水漂洗围嘴,用手揉搓数下。完成后，把围嘴挂起来晾干备用。

温馨提示：

宝宝每天吃饭时都要用围嘴，因此建议多准备几个围嘴，以便及时更换、清洗。

46 去除刺鼻的酸味

婴儿的肠胃功能通常比较弱，当摄入食物过多时，消化系统会因负担太重而无法正常工作，导致出现反胃现象。

有的婴儿吃奶几个小时后会反胃，吐出的奶渣溅得到处都是，散发出难闻的酸味。因此您需要及时处理被弄脏的衣物，想办法去除刺鼻的味道。

材料准备：

一杯水、一盆水、一勺小苏打、一块抹布或者一把软毛刷子。

操作方法：

（1）将小苏打倒入水杯中，再用勺子搅拌几下，使其尽快溶解。

（2）用抹布蘸些苏打水，反复擦拭衣物上被弄脏的地方，不留死角。这时，刺鼻的酸味逐渐消失。

（3）把抹布放入水盆中揉搓，清洗干净，再次擦拭衣物，彻底清除残留的污渍和苏打水。

（4）视情况将处理好的衣物挂起晾干，或继续正常洗涤。

温馨提示：

如果宝宝频繁反胃，要及时就医检查，以确认是肠胃功能紊乱还是其他疾病所致。

47 养成午睡好习惯

宝宝的身体正处于成长期，睡眠不能少，这关系到他大脑的健康发育。也正是得益于睡眠，大脑才能够汇总分类一天内接收到的各种信息。

如今的孩子受到更多外部环境的刺激，因而更好动、不安分，乃至抗拒午睡。所以宝宝 8 个月后，我们要想办法帮助他养成午睡的好习惯，确保充分的睡眠时间。

操作方法：

（1）午睡前要尽量减少视觉和听觉刺激，

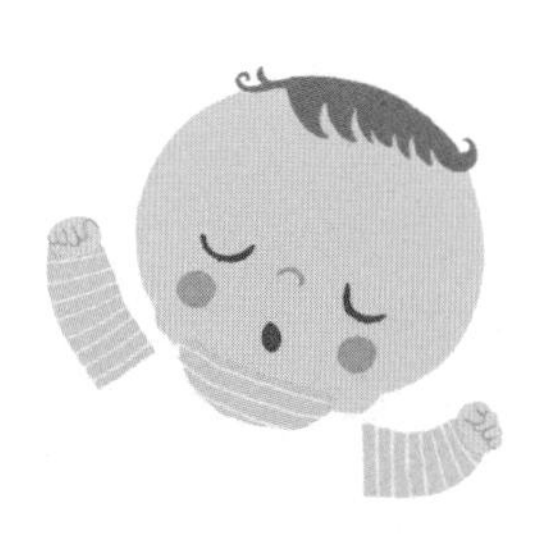

使宝宝安静下来，比如关闭电视、拉上窗帘、关好门窗……

（2）为了让宝宝放松，可以给他做一遍全身按摩（参见第 33 项护理方法），哪怕时间很短，也能增加睡意。

（3）哼唱一首宝宝熟悉的儿歌或者讲一个故事，以便转移他的注意力。

（4）父母也可以陪宝宝一起午睡，这样他会感到安心、安全。

48 洗温水澡

晚上，宝宝经常表现得躁动不安，所以很有必要给他洗个温水澡，放松一下身心。

温水具有松弛肌肉的作用，洗澡后，宝宝会感觉非常舒适，也能轻松入睡。此外，在洗澡过程中，宝宝肢体活动量增大，能够促进运动机能的发展，释放过剩精力。

操作方法：

（1）水温最好控制在37℃，过高会让血液循环加快，容易引起疲劳。澡盆里的水不宜过多，到宝宝的胸下部即可。

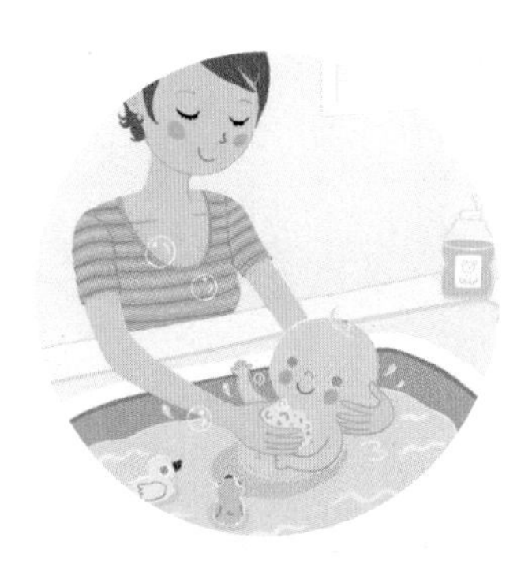

（2）脱去宝宝的衣服，把他抱到澡盆里，让他慢慢适应盆中的水温。

（3）洗澡时，可以和宝宝做几个小游戏，适当活动活动肢体，比如让他模仿您抬抬腿，伸伸胳膊。

（4）还可以往澡盆里放几个漂浮玩具，使洗澡的气氛更轻松有趣。

温馨提示：

要保证宝宝的洗澡安全，特别要防止他拍打水时呛水。

49 睡前准备

每天晚上让宝宝顺利入睡是所有父母必做的功课。有时候，宝宝情绪亢奋，怎么催促也不睡，还想着玩儿，让父母烦心。

您需要安排一些小活动，让他平静下来，逐渐进入睡前状态。在您的提醒和陪伴下，他开始意识到该睡觉了。

操作方法：

（1）把宝宝抱到床上，给他盖好被子，然后和他商量，是想要听故事还是听儿歌。

（2）可以每天给宝宝重复讲同一个故事或

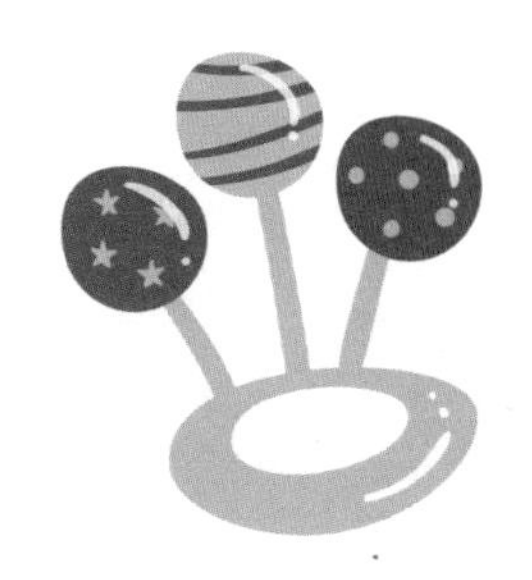

者哼唱同一首儿歌。或许您觉得这很乏味，可是对于不到 1 岁的宝宝来说，会让他倍感舒心和安慰，因为又听到了熟悉的故事或者儿歌了。

（3）边讲故事边轻轻抚摸他，让他觉得您一直待在他身边陪伴他。

（4）听着听着，宝宝的情绪会逐渐平和，肌肉和神经也相应地松弛下来，随后便会慢慢进入梦乡。

温馨提示：

播放故事或者儿歌的音频也是一种不错的方法。经过一段时间，宝宝会把音频与睡觉联系起来，形成条件反射。

50 伴睡小夜灯

晚上睡觉的时候，不少宝宝害怕黑暗。当他们看过图画书里令人恐惧的画面和形象（比如凶恶的大灰狼、狰狞的怪兽、施魔法的巫婆等）之后，情况尤甚。

所以在给宝宝哄睡时和喂奶时，可以放一盏小夜灯，来减轻黑暗对他心理产生的负面影响，帮助他尽快入睡。但不建议整夜开灯，可在宝宝睡着后关掉。

注意事项：

（1）使用深色外观并且瓦数低、光线柔和

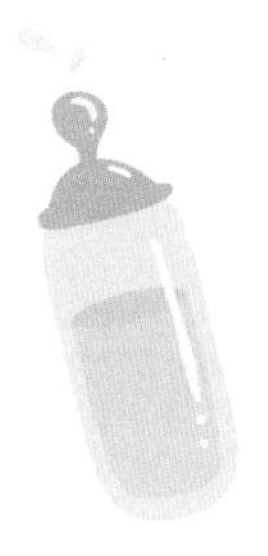

的灯，其发出的光线弱且不刺眼。

（2）尽量放远一些,避免直射宝宝的眼睛。

（3）可尝试慢慢缩短使用小夜灯的时间，让宝宝养成不用小夜灯的习惯。

温馨提示：

宝宝的心智尚在发育阶段，因此不宜让他看刺激性强的画册和视频节目，或者听这类故事，尤其是在睡觉前。

51 调整宝宝的生物钟

所有动物都有一种叫作“生物钟”的机制，它是生命体运行的节律，比如我们有规律的睡眠、觉醒、进食等行为，皆是生物钟作用的结果。

刚出生的宝宝还不适应我们的作息时间，常常深更半夜开始哭闹，要吃奶，影响我们正常休息。因此要想办法调整他的生物钟，使他逐步融入新的生活环境。

调整方法：

（1）为了使宝宝生活规律、健康，父母首先要严格遵守家庭作息时间表，按时吃饭，准

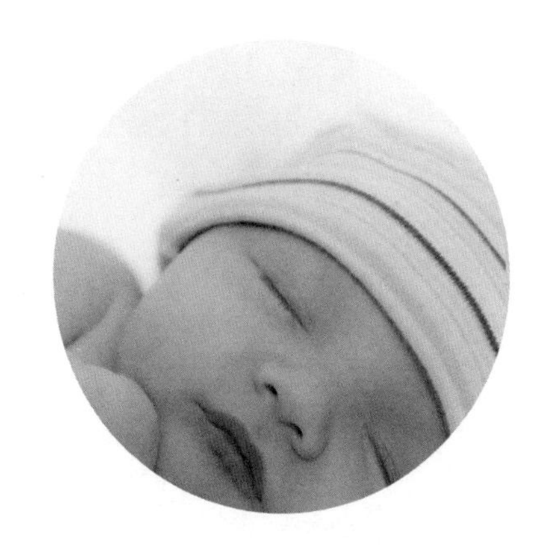

点睡觉，尽量不随意打乱。

（2）每天固定宝宝吃饭和睡觉的时间，这样，只要养成习惯，他到点就知道该吃饭或者该睡觉了，并自觉自愿遵守，无须大人提醒。

（3）要给宝宝一定的适应期，耐心引导他接受家庭作息时间表。

（4）经常鼓励宝宝，尽量少责备，即便他偶尔不那么守时守规，依然要相信他一定能养成好习惯。

52 护理宝宝的皮肤

婴幼儿的皮肤屏障没有完全发育成熟，非常娇嫩，皮层很薄，纤维组织也很少，容易被细菌侵入或者摩擦受伤，洗澡后还容易失水发干。有的宝宝时常过敏，出现红疹、水疱，乃至脱皮。

针对以上问题，我们需要采取一些护理措施，保护他们的皮肤。

材料准备：

一些婴儿专用护肤品（润肤油、爽身露等），几条婴儿专用毛巾。

护理方式：

（1）根据宝宝的自身特点，选用合适品牌的婴儿专用护肤品，不要频繁更换。

（2）洗澡后及时用毛巾给宝宝擦干身体，之后在他皮肤上抹点润肤油，保证皮肤滋润。

（3）要是宝宝不喜欢抹油，可以在洗澡水中滴几滴护肤油，使他的皮肤附着一层薄薄的油脂，这也能起到保护作用。

（4）天热易出汗，要给宝宝涂些爽身露，特别是有褶皱的部位，这样可以吸收身上的潮气，预防痱子等。

（5）带宝宝外出活动时，要给他穿合适的衣物，避免阳光暴晒或者碰伤、刮伤等。

温馨提示：

如果宝宝的皮肤出现外伤或者持续出现过敏反应，要及时就医，不可耽搁。

53 自制护臀油

婴儿的臀部长期被尿不湿包裹，皮肤易出现湿疹、发炎、红肿等症状。护臀油是很好的清洁润肤剂，有助于预防宝宝臀部皮肤的炎症。

您可以自制护臀油，方法简单易学。

材料准备：

一杯纯净水、一杯橄榄油、一个小碗、一把勺子、一个托盘。

调制及使用方法：

（1）把小碗放到托盘里，然后将水和橄榄

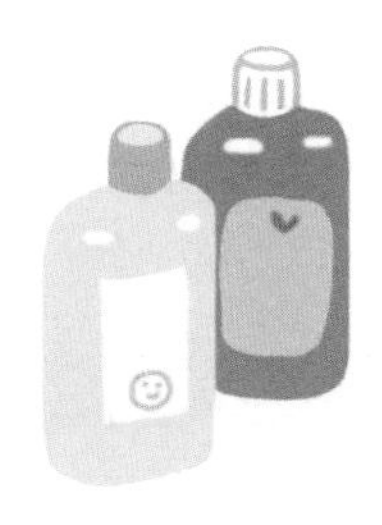

油等量倒入碗中混合，再用小勺调匀。

（2）每次给宝宝换衣服和换尿不湿时，用护臀油清洁他的臀部，但不要冲洗。这样，臀部上的油性膜将有效避免皮肤发炎起疹。

（3）由于护臀油的配方主要针对臀部皮肤，因此仅适用于臀部，不可用于身体其他的部位。

温馨提示：

（1）要选用透气性好、质地柔软的尿布或者尿不湿，并及时更换，尽量保持臀部干燥。

（2）切忌反复清洗臀部、刺激皮肤，涂抹适量的护臀油已经起到了保护作用。

54 给宝宝量体温

婴幼儿没有语言能力，他在生病的时候，无法及时“告诉”父母，只能以哭闹或者扭动身体的方式表达不舒服。因此，我们要注意观察宝宝，适时给他量体温，尽早发现问题。

给婴幼儿量体温通常有 4 种方式，即肛温测量法、口温测量法、腋温测量法、耳温测量法。其中第一种方法相对来说最准确，但需谨慎操作。

现在耳温测量法越来越普遍，受到很多爸爸妈妈的青睐，因为它不仅方便快捷，而且对宝宝的配合度要求也没那么高。

操作方法：

（1）肛温测量时，为避免意外擦伤或者引起孩子哭闹，您可以在温度计前端涂抹少许润滑剂，如食用橄榄油或者葵花籽油。

（2）将温度计轻轻插入宝宝的肛门。注意观察他是否有不适反应。

（3）温度计插入深度以 2 厘米为宜。您用手拿住温度计，测一两分钟即可。正常肛温应在 36.5℃—37.5℃。

温馨提示：

给宝宝测温时，让宝宝侧躺在床上，尽量保持安静，不乱动手脚，否则您无法拿稳温度计，会影响测温效果。可以用宝宝平时喜欢的玩具逗弄他，分散他的注意力。

55 可退烧的袜子

婴幼儿发烧是常见的临床症状，因为他们的免疫功能还不健全，很容易受到细菌或病毒的侵害。

宝宝发烧时，您往往会减少他身上的衣物或者给他洗个温水澡。其实，还有一种妙法也可以帮助他降温。

操作方法：

（1）准备一双毛织保暖短袜，松紧适度，长短适中。

（2）注意观察宝宝发烧时的体温变化情

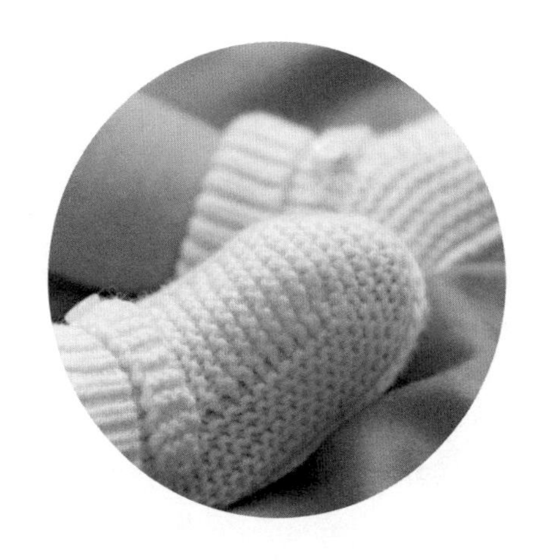

况，用手摸摸他的脚。通常，在体温开始升高时，处于身体下端的双脚却还比较凉，而当体温达到最高点时，双脚才逐渐发热。

（3）在宝宝双脚凉的时候，给他穿上保暖袜，这时他的双脚会很快变热，有助于稳定体温，减少打寒战。

温馨提示：

婴幼儿发烧的原因很复杂，即使温度暂时稳定，依然需要及时去医院就诊治疗。

56 清洁鼻腔

鼻子是宝宝的重要器官，要是堵塞或不畅，会影响正常呼吸和身体发育，所以定期清洁鼻腔十分必要。然而，这却是一项有难度的护理活动。

宝宝鼻腔狭小，分泌却比较旺盛，很容易出现鼻痂。要想顺利清洁鼻腔又不造成损伤，您首先应掌握动作要领，控制好宝宝的身体，这样才能快速完成清洁工作，皆大欢喜；否则无论是孩子还是您，都会很不舒服。

如果宝宝没有鼻塞，或者鼻痂很少，则不必频繁清洁鼻腔。因为总刺激鼻黏膜，反而容

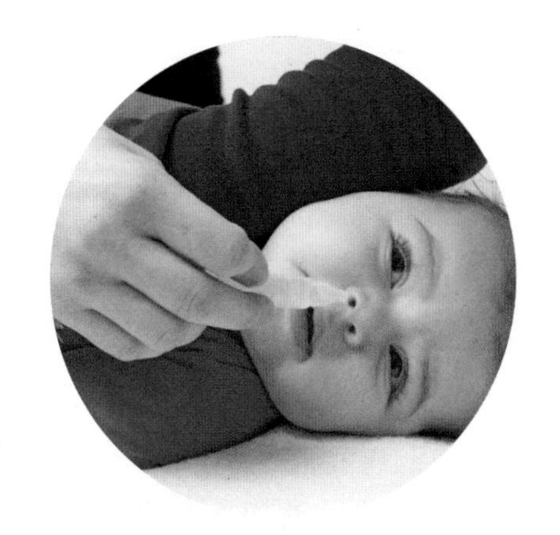

易导致分泌物增多。

操作方法：

（1）让宝宝侧卧在床上或您的腿上，您用腹部抵住他的背部，一只手抓住他的双手，用前臂压住他的双臂，肘部轻轻抵住他的头部。

（2）用另一只手拿住滴管，往宝宝的上侧鼻孔中滴入 1—2 滴生理盐水。

（3）用手轻按鼻腔，用棉签清出分泌物。

（4）以同样的方式清洁另一个鼻孔。

57 让宝宝坐着按摩

当宝宝能够自己坐起来的时候，他喜欢坐着让您按摩。也许您觉得有些奇怪，可他却十分享受。

之前，宝宝长期躺在床上，行动受到极大限制，而且视野非常狭窄，无法看到他想看的东西，心情“郁闷”。现在他坐起来了，情况就完全不同，他看得远，更容易观察周围事物，探寻其中奥秘。

我们应当理解并遵从宝宝坐着按摩的意愿，尽管您也许习惯让他躺着按摩。况且他坐着按摩也使您可以与他平等交流，拉近彼此的关系，没有居高临下的感觉。由于坐姿不同于卧姿，按摩难度会有所增加。

操作方法：

（1）要保证宝宝的坐姿安全、稳定，不会左摇右晃，前倾后仰。可在他后背放几个靠垫做支撑，以免他摔倒。

（2）按摩宝宝的双腿时，施力要均匀，不能生拉硬拽，让他失去身体平衡。

（3）按摩宝宝一只手时，可让他用另一只手玩玩具，转移注意力。

（4）按摩过程中，您还可以给宝宝讲故事或者哼唱儿歌。

58 按摩助眠（1）

随着宝宝一天天长大，他开始越来越关注周围环境，对一切事物都感兴趣。然而这么多的外来刺激会让他午睡或者晚上睡觉时难以安稳，有时还烦躁不已。

建议您按摩宝宝脚上的几个穴位，只需几分钟，便可使他身体放松，情绪平复，入睡也变得容易多了。

操作方法：

（1）您让宝宝平躺在床上，把他的右脚露出来，随意按摩片刻。

（2）用一只手的大拇指沿右脚掌上的倒 V 形线（如图示）按摩，反复三次。接着，在倒 V 形线的中点处来回画圆按压，力度要适中，不可过重。

（3）再次按摩整只右脚，随后用衣物盖住保暖，以防着凉。

（4）以同样的方式按摩左脚。

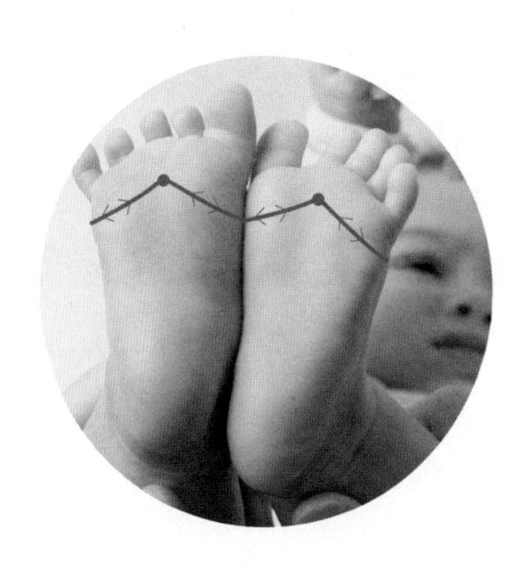

59 按摩缓解牙痛（1）

大多数宝宝长乳牙时都会伴随疼痛、哭闹，还会有些其他不良反应。这时，您可以利用反射学原理，借助按摩帮助他渡过成长路上的这个难关。

宝宝的手上有不少穴位，您只需选取几个特定穴位按摩，即可达到缓解疼痛的目的。此手法也适用于按摩脚部。

这种按摩方法还有缓解牙痛的作用。宝宝 3 个月大时，您便可以给他按摩了，每周一次为宜。

操作方法：

（1）您随意按摩宝宝的整只手（如右手），不必选取特定穴位。

（2）您用一只手握住宝宝的手指，将另一只手的大拇指弯曲，略微倾斜，沿着宝宝指甲边沿的穴位，依次来回按压每根手指。施力均匀，力度适中。（如图示）

（3）再按摩一遍整只手。

（4）以同样的方式按摩另一只手。

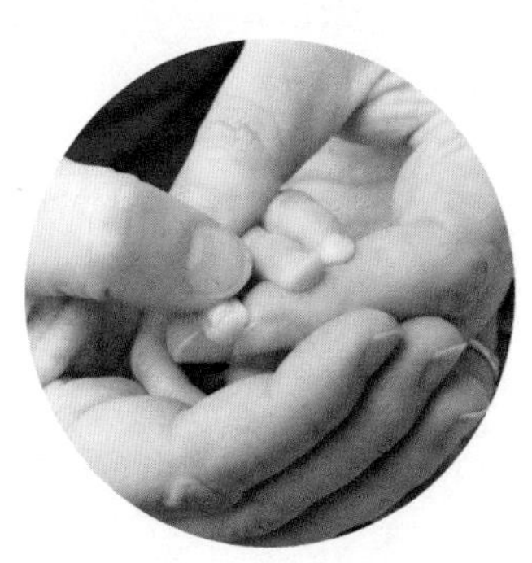

60 按摩缓解牙痛（2）

一般来讲，宝宝出生 6 个月后开始长牙，此时异常状况逐步显现，比如牙床疼痛、脾气暴躁、面颊发红、流口水等，出牙前一两天尤其明显。实际上，每个孩子都要经历这样的出牙期，是很正常的事情。

为了不让宝宝那么难受，您在观察确认他正在长牙后，可以按摩他的颌部及周边，缓解他的疼痛感。

操作方法：

（1）让宝宝仰卧在床上。您将双手食指分

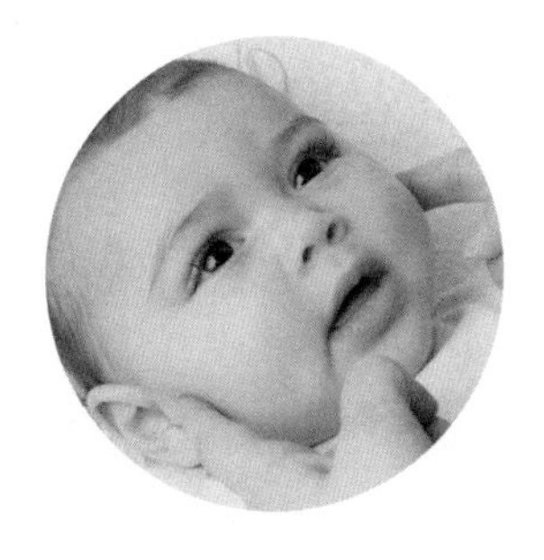
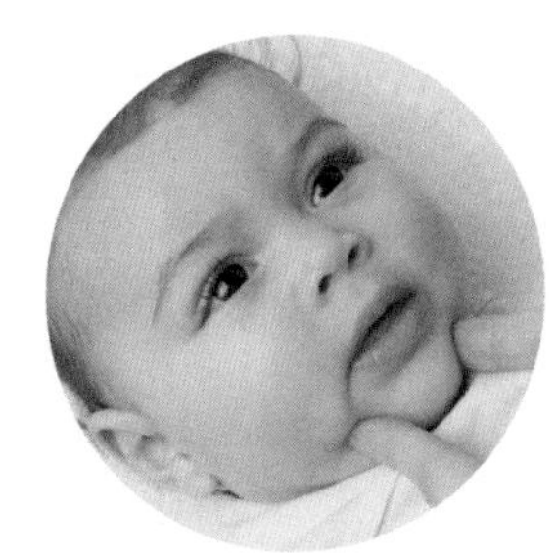

别放在他脸两侧的下颌关节处。

（2）双手食指同时向下慢慢滑动，直至下巴。（如图示）

（3）按照以上方式连续按摩 3 次，动作要连贯、轻柔。

（4）按摩过程中，您可以和宝宝不断说话或者给他哼唱儿歌，转移他的注意力，使其情绪保持平和。

61 按摩增强免疫力

冬天，各种疾病袭来，如流感、鼻炎、风疹、耳炎等。您需要尽早采取措施，提高宝宝的免疫力。

您可借助下面这种简单、有效的按摩方法，刺激宝宝手腕和耳部的有关穴位，达到预防疾病的目的。

从预防角度来说，初秋到初春这段时间最适合给宝宝做这种按摩。每天早晚各按摩 2 分钟，并坚持一段时间，宝宝的免疫系统就能得到一定程度的改善。

操作方法：

（1）您用一只手托住宝宝的小手，把另一只手的大拇指轻轻按压在他的手腕皱褶处。（如下左图示）

（2）滑动大拇指来回按摩数次，速度要快，力度适中。

（3）以同样的方式按摩另一只手的手腕。

（4）把您的双手食指分别放在宝宝两只耳朵后面，沿突出部位上下按摩数次，动作轻柔。（如下右图示）

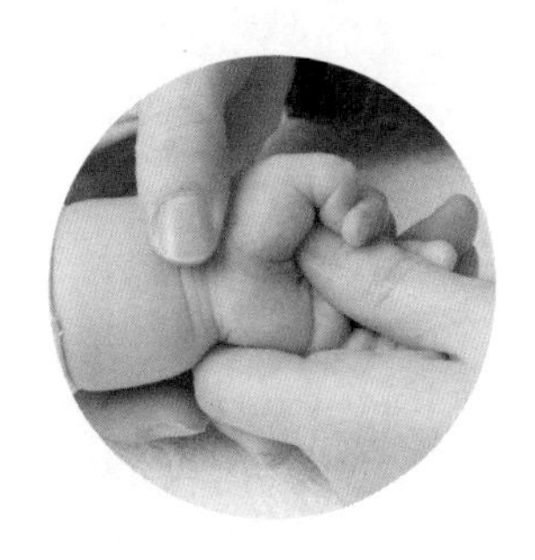

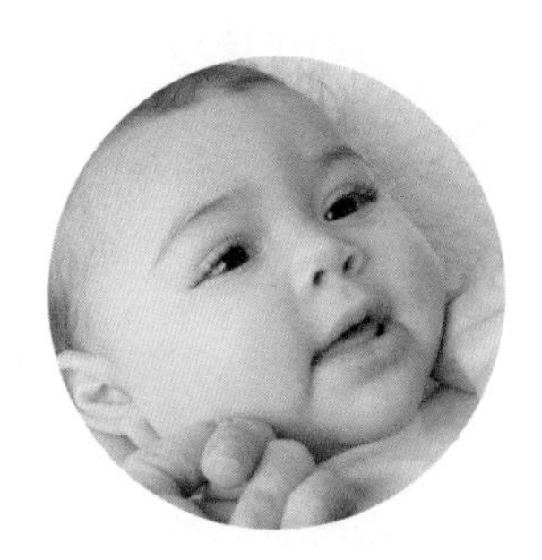

62 按摩减轻感冒症状

宝宝出生后还没有完全适应外部环境，很容易因着凉、受风而感冒。一旦生病，必然导致睡眠不好、食欲不振、情绪波动，这时需要及时就诊治疗。

除了正常治疗和疏通鼻腔外，还可以辅之以脚部穴位按摩，帮助宝宝改善呼吸，减轻症状。

另外，每周给宝宝照例按摩一次，也能起到一定预防作用。长期坚持，会有一定效果。

操作方法：

（1）从宝宝的左脚开始按摩。来回压揉脚

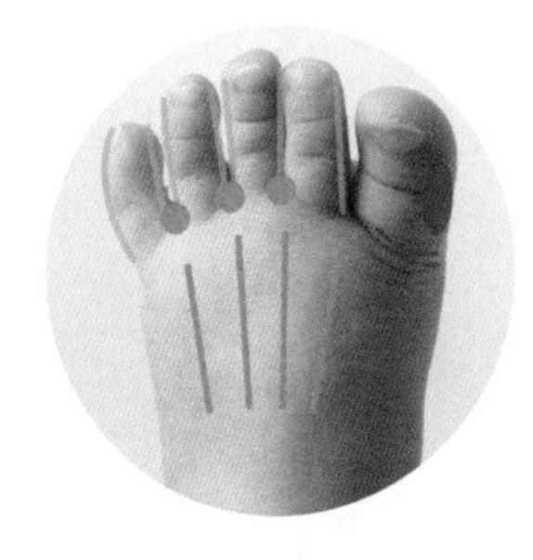

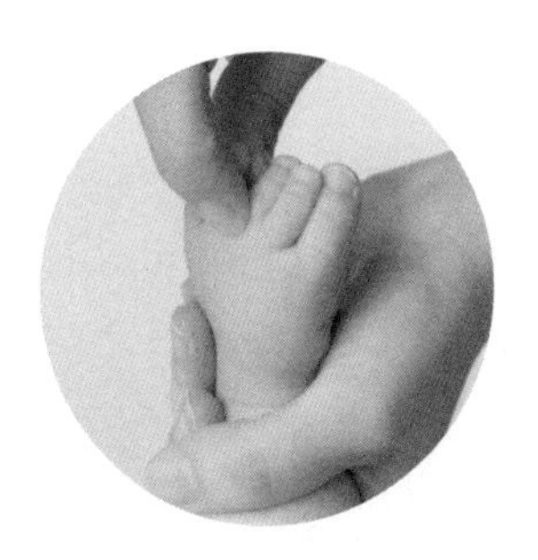

■鼻窦 ■耳鼻喉区域 ■鼻子 ■喉咙

趾间的 3 个穴位（上左图中绿点位置），然后沿绿线上下按摩。按摩时，手指弯曲，轻轻按压穴位，手法轻柔，力度适中。

（2）按摩大脚趾上对应鼻子的穴位，即上左图中紫点位置。

（3）如果宝宝反应平静，可继续沿上左图中蓝线按摩每个脚趾侧面，最后按摩红线位置。

（4）以同样的方式按摩右脚。两只脚都要按摩到，缺一不可。

63 侧翻游戏

宝宝 4 个月大时，您可以指导他练习侧翻身了，即由俯卧到仰卧，再翻回来，他会越玩越来劲。

的确，在您看来，宝宝练习翻身是在锻炼肌肉和增强运动能力；而宝宝则以为，他是在跟您玩游戏，全然不知是锻炼。

对宝宝来说，翻身是比较基本的动作，即由俯卧到仰卧，再由仰卧到俯卧。正是通过不断练习，他熟练掌握了这两个动作，进而提高运动机能，为日后学习坐起、爬行、站立、走动、跑动等动作打好基础。

游戏过程：

游戏一　由俯卧到仰卧

（1）让宝宝俯卧在床上。您用右手扣住他的右肩，将他的右侧手臂放到身下，紧贴床面。

（2）用您的左手从宝宝的膝盖下托住他的左腿，将腿弯曲，同时轻提胯，向他的右侧慢慢翻身，直到呈仰卧姿势。

（3）交换左右手，以同样的方式练习左侧翻身。

游戏二　由仰卧到俯卧

（1）让宝宝仰卧在床上。您把右手放在他的左脚踝上，轻抓他的腿并弯曲，同时轻提胯。

（2）向宝宝的右侧慢慢转动身体，这时可帮助他从身下将一只或者两只手臂拉出来。您用手轻轻撑住他的上身，尽量让他自己抽出手臂，直到身体呈俯卧姿势。

（3）交换左右手，以同样的方式练习左侧翻身。

64 宝贝瑜伽

姿势与情绪有着密切的关系。当宝宝不高兴或者紧张时，会绷紧腰背；安静时，会放松背部和骨盆。但无论是哪种情况，都需要调动腰部肌肉的力量。

为了加强腰部的柔韧性和缓解肌肉疲劳，很有必要引导宝宝做几个瑜伽小动作，练习“骨盆后缩”姿势。

说到做到，一点不难！

操作方式：

（1）让宝宝平躺在床上，您俯身用一只手

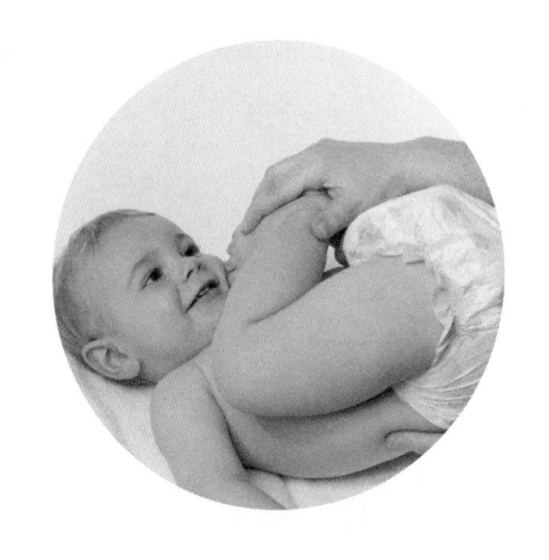

托住他的腰背部，用另一只手抓住他的双脚上抬。（如图示）

（2）您将宝宝的双脚向他的耳部、嘴巴或者双颊方向轻推，力度要均匀、适中，不可用蛮力。

（3）重复几遍动作，同时注意观察宝宝的反应，尽量避免使他感觉不适。

温馨提示：

可以一边逗弄宝宝或者给他哼唱儿歌，一边做瑜伽动作。

65 危险的学步车

乍看起来，学步车好像很实用，可以让您离开宝宝，腾出时间做自己的事。然而，这种车存在一些隐患，应当引起我们的重视。

注意事项：

（1）宝宝坐在学步车里移动身体，常常借助腰部力量乱蹬、乱踹双脚，以推动车子前行。这一连串动作与行走动作并不一样。行走时，脚跟带动整只脚，步伐交替前行，而且还需要保持身体平衡。由此看来，学步车不一定有助于宝宝学步，恐怕是名不副实。

（2）经常使用学步车的宝宝在心理上会形

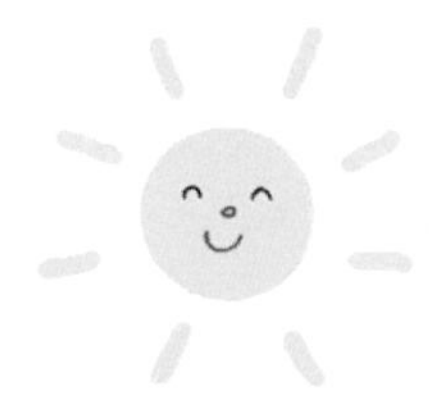

成一种意识，即身体周围有某种救生圈一样的东西保护着他。如果离开学步车，他反而觉得不自在，需要一段时间才能适应。

（3）由于学步车有防护圈，宝宝坐在里面可随意碰撞墙面、家具等而不会受到伤害。可是一旦离开学步车，他依然想象着还坐在里面，走动时到处乱撞，非常危险，甚至可能重重摔到地上，弄伤身体。

温馨提示：

要尽可能避免让宝宝长时间待在学步车里。如果他离开学步车想自己走路，您一定要陪伴左右，给他一点时间适应，以免因身体失衡而摔倒。

66 不宜过早学站立

有的宝宝身体健壮，很小就会蹬动双腿，试图站起来，而且很想让别人回应他们的需求。

有的父母看到自己的宝宝急于学习新动作，也满心欢喜，不但不阻止，甚至还鼓励。有的父母更是看着同龄宝宝会站、会走，以为自己的宝宝落后了，就急于训练他。殊不知，过早让孩子站立未必是好事。

几点建议：

（1）宝宝出生后最初几个月，髋关节尚未发育健全，腿还太“软”。8 个月以前最好不要让他学站立，否则会对他的脊柱、腿等造成一定程度的损伤，容易导致腿部畸形。

（2）8个月之后，宝宝的股骨颈逐渐形成，髋关节可以承受身体站立时的重量。当父母扶着宝宝，他自己能站起来，且全脚掌着地，脚跟也着地的时候，就可以教他学站立了。

（3）由于每个宝宝的身体素质和发育周期不一样，何时学站立要视情况而定。父母要经常观察宝宝的一举一动。

（4）一般认为，10—12个月的宝宝已经能够独自站立片刻，会迅速爬行，此时正是他学习站立的最佳时期。

（5）有些发育较缓的宝宝需要更晚一点学习站立。因此父母不要在宝宝发育上给予任何诱导，还是顺其自然比较好！

67 会发声的纸筒

听觉是宝宝的重要能力之一。对他来说，听不同的声音是非常重要的感官体验，也是训练听觉的好机会。

通过“听”，宝宝能学会辨别声音、定位声音和记忆声音，进而形成声音的概念。

您可以自己动手制作一些发声小教具，训练宝宝的听觉。

制作方法：

（1）找几个卫生纸芯筒、一些干豆子、几个小铃铛、几个小玻璃球或者杏核、一卷胶带、

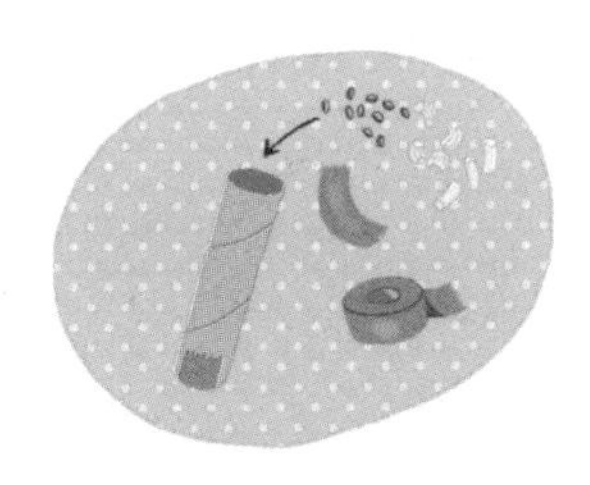

一把剪刀。

（2）将一个纸筒的一端用胶带封严，把豆子倒入纸筒内，然后将另一端也封严。

（3）以同样的方式把铃铛和玻璃球放入不同的纸筒内。

使用方法：

（1）在宝宝的前后、左右、上下等不同位置摇晃纸筒，提高他对声音的敏感性，其中一定有他喜欢听的声音。

（2）观察宝宝的反应，逐步拉远摇晃纸筒的距离，看他对远距离声音的反应。

68 自制游戏毯

商店卖的游戏毯常常价格昂贵，缺乏新意，品种单一，可能对您和宝宝没有太大吸引力，不如自己动手制作。

制作方法：

（1）选用质地不同的布料做毯子，如柔软、毛茸茸、光滑或者较硬的布料。一定要用环保布料，确保安全。

（2）将各种布料裁剪并拼接缝纫，做成一块尺寸适中的毯子，如 1.5 米 ×1.5 米。

（3）在上面系小铃铛、塑胶玩具、磨牙环等小玩意儿。

使用方法：

（1）引导宝宝在游戏毯上随意做动作，如用手触摸、蹬踹双脚、翻滚身体、坐起来等。观察他对哪种质地的布料最感兴趣。

（2）让宝宝抓取各种玩具，摇晃小铃铛，啃咬磨牙环。

温馨提示：

关注宝宝的举动，避免他揪扯或误食毯子上的绒毛或者线头。

69 训练记忆力

7—8 个月的宝宝虽然不认识字，但是已经开始牙牙学语，尝试着发“爸”“妈”“爷”“奶”等音，而且对事物的记忆大多来自图像。

宝宝很早就能辨认家庭成员，甚至亲近的人，比如保姆、邻居等。为了帮助他记住所熟悉的人，可以给他制作一本个性化相册，并利用里面的照片训练他的记忆力。这就是所谓的图像记忆法。

制作方法：

（1）选用家庭成员的照片，一人一张，然

后塑封汇总成册，或者粘贴在本子里。

（2）随着宝宝辨识力和记忆力的提高，往相册中加入保姆、小朋友、宠物等的照片。

（3）继续添加新照片，如宝宝的玩具、常去的公园、商场等。如果照片较多，可分类成册。

使用方法：

（1）和宝宝一起翻看相册，您先指着几张照片上的人，让他说出名字。

（2）逐步增加辨识照片的数量，让他辨识亲朋好友和熟悉的地方，丰富他的词汇量。

（3）将照片顺序打乱，随意指给他看相册中任意几张照片，让他说出名字或者名称。

（4）宝宝不会说或说不清时，要耐心教他。

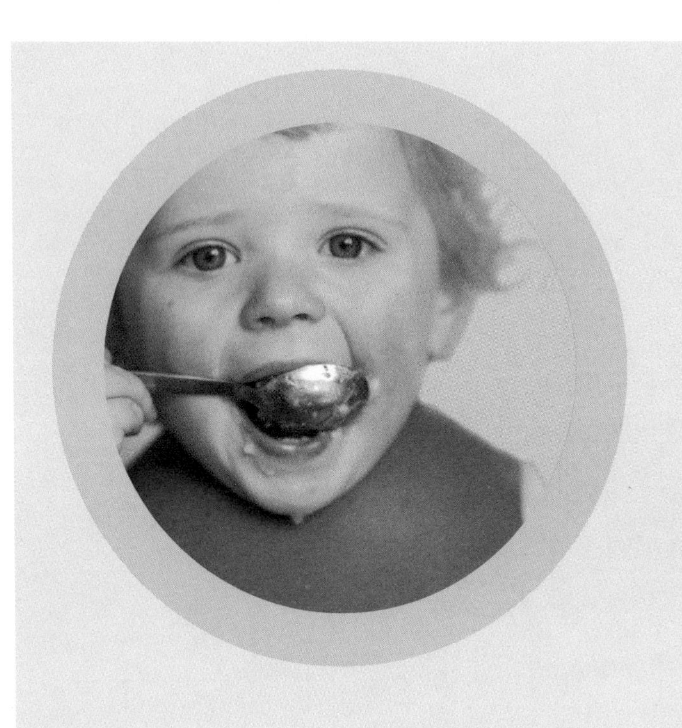

在每个生活场景中，无论是家里，还是户外，孩子总要与他人合作共处。他正是通过与父母一起活动，才体验到合作的乐趣，并为了一个共同目标携手奋斗。

学习动作和语言都是宝宝早期发育最重要的方面。我们只要了解他在不同发育阶段会发生什么，便能够给予他很多帮助。

9—24个月宝宝的护理

宝宝的动作能力越来越强，他会要求自己拿着勺子吃饭。可是玩心太重，他常常把食物当成玩具，随意乱扔乱丢。同时，一些小烦恼也不期而至，比如做噩梦、夜晚恐惧感、分离焦虑等。当然，所有这些都是宝宝成长中必须经历的事情。

11—12个月大时，宝宝开始行走。这是跨越式的发展，曾几何时，他甚至还抬不起头，现在却能靠双腿完成复杂的平衡动作。不久，他能尝试跑、跳、攀爬，然后牙牙学语，最后说话……这个时期充满挑战，也有太多机会。

看到宝宝快速成长，我们难道不感到惊讶、惊叹和惊喜吗？

70 学洗手

随着宝宝长大，他的活动范围越来越广，感染流感、支气管炎、痢疾等疾病的风险也在增加。当他能够站立时，就可以教他自己洗手，培养良好的卫生习惯了。

洗手的动作并不难，重要的是要让他懂得为什么要洗手。之后再教他正确的洗手方法。

学习方法：

（1）用宝宝明白的语言告诉他洗手的作用："洗手可以吓跑手上的小虫虫，让宝宝不生病。"接着，您给他做洗手示范。

（2）将双手用水冲湿,然后用儿童肥皂（或洗手液）涂抹整双手和手腕。

（3）双手互相揉搓掌心，再交替揉搓对侧手背、手指，最后揉搓左右手腕。

（4）用水清洗双手，冲掉手上的肥皂泡，随后用毛巾把手擦干。

（5）开始时，宝宝不一定能记住每个洗手步骤，需要您手把手地教他洗几遍，然后鼓励他自己洗。

（6）您可以和宝宝一起洗手，让他模仿您的动作，看谁洗得干净。

温馨提示：

示范动作要慢，便于宝宝记忆。也可以边洗手边给宝宝哼唱儿歌,提高他对洗手的兴趣。

71 餐前准备

宝宝快 2 岁了，初次拿着勺子自己吃饭，虽然显得有些忙乱，还四处散落食物残渣，不过他依然兴致不减，特别高兴能和大人一样自己吃饭。

这时，我们要尽量帮助宝宝做好餐前准备，让他适应新的就餐环境和方式。

材料准备：

一套儿童桌椅、一套儿童餐具、一个围嘴、几个夹子、一块桌布。

操作方法：

（1）饭前，给宝宝戴上围嘴，把他的两只袖子卷起来，用小夹子夹好。

（2）桌上铺一块漂亮的桌布。

（3）把餐具摆放在桌子上，一一指给宝宝看，告诉他每件餐具的名称。

温馨提示：

可以准备两把勺子：一把给宝宝用，让他练习如何将食物送入口中；另一把给您喂饭用，保证他的进食量。这样可以两不耽误。

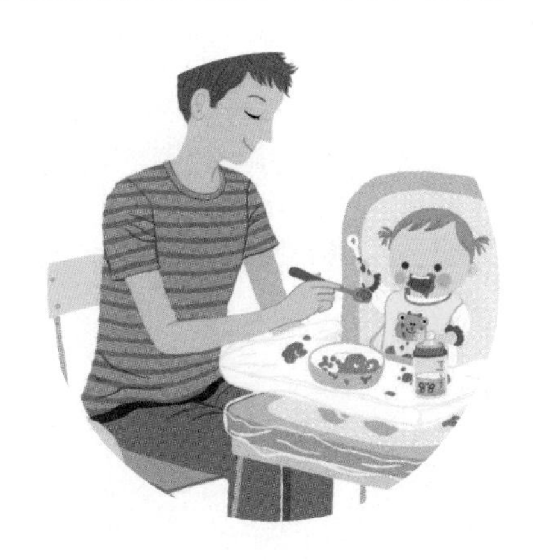

72 学咀嚼

自从学会抓东西，宝宝便开始啃咬它们，以此感受周围的事物，这是幼儿口欲期典型的表现。

宝宝一出生即有了吮吸本能，可以吸食母乳。可是咀嚼功能不会随着年龄增长而自然出现，必须经过训练。学会咀嚼小块食物是较晚的事情。一般认为，8—12 个月是宝宝学习咀嚼的时期。此时,他的嘴巴已经能够上下咬合，初步具备咀嚼食物的能力。

学习咀嚼动作需要舌头、口腔、面部肌肉和牙齿彼此密切配合，这就要求您根据宝宝的

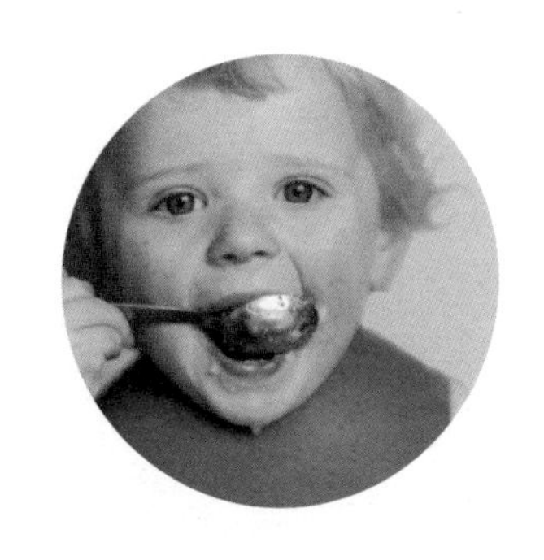

月龄，考虑食物的种类以及软硬度等，为他提供相应的食物，满足其口腔发育需求。

学习方法：

（1）8 个月宝宝可以吃颗粒状食物，如短面、米粥等。

（2）9—10 个月时增加柔软的块状食物，比如煮得软烂的土豆条、面包芯等。

（3）11—12 个月让宝宝品尝较大、稍硬的块状食物，比如蛋糕、宝宝专属小吃或者饼干。到 18 个月时，随着尖牙萌出，他的咀嚼能力会变得更强。

73 感受食物

宝宝需要利用自己的感觉器官丰富对事物的认知，比如用手随意抓取东西，体验它的形状、质地等。

宝宝对食物的认知也一样，而且更需要用手和嘴巴去感受。为此，您要提前考虑，合理安排每天的食物种类。

材料准备：

一套儿童餐具，一些易于抓取的食物（面包、胡萝卜、土豆、香肠等），一些半流质食物（面条、米粥等）。

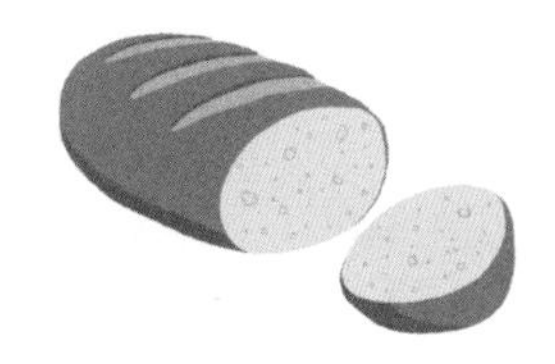

操作方法：

（1）将易于抓取的食物摆放在桌子上，然后让宝宝用手抓食，从而获得最初的体验，尽管此时他可能会乱扔或玩弄食物。

（2）教宝宝使用勺子，学习成人的进餐方式，尽量用嘴巴感受食物。可以让他用勺子从碗里盛半流质食物品尝。

（3）为了扩大宝宝的体验范围，可以逐步增加食物种类，同时注意观察他最喜欢哪些种类的食物。

温馨提示：

宝宝初学进餐，不懂得遵守家庭餐饮规矩，会随意把食物当玩具玩，或打翻盛食物的碗、盘等。这时需要您耐心引导，不要粗暴阻止。

74 自主进餐能力

自主进餐是宝宝走向独立的重要一步，表明他的动作协调性和对周围事物的感知能力得到增强。同时，他会越来越自信，希望自己的事情自己做。

1 岁多的宝宝已经学会咀嚼食物，并且体验过多种食物，现在需要给他安排一些与提高进餐能力相关的游戏活动，增强他的抓取能力、辨别能力等。

游戏方法：

（1）让宝宝随意玩沙子、橡皮泥等，甚至

允许他放到鼻子边闻味道。他由此知道，不光有菜泥或者豆子，还有其他东西可以体验，也很好玩。

（2）教宝宝用橡皮泥捏各种造型，锻炼手的动作能力。

（3）引导宝宝将食物与玩具区分开，让他明白，不是所有玩的东西都可以吃，也不是所有吃的东西都可以玩。

宝宝自主进餐能力的提高将伴随良好进餐习惯的养成。

温馨提示：

游戏过程中，切勿让宝宝误食沙子、橡皮泥等玩具或物品。

75 预防食物过敏

现在，越来越多的婴幼儿患有食物过敏症，常见的症状有出疹、瘙痒、呕吐、腹泻等。不过，有些到 3—4 岁便可以不治而愈了，而有些过敏症可能无法消除。

婴幼儿食物过敏也叫食物变态反应、消化系统变态反应、过敏性胃肠炎，通常由某种食物或者食品添加剂引起。因此，父母有必要了解哪些是“高危”食物。

几点建议：

（1）宝宝出生后 10 个月内，最好不要给

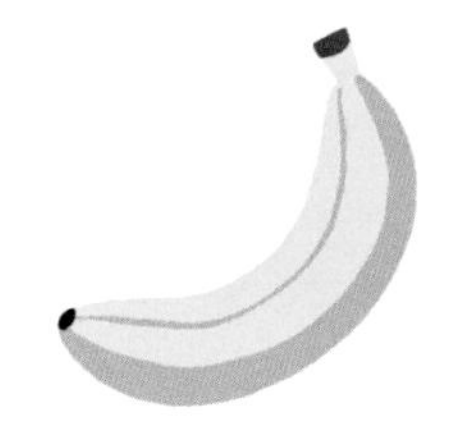

他吃鸡蛋的蛋白。

（2）小心容易致敏的谷蛋白，它主要存在于小麦中，易引起宝宝呕吐、腹胀、腹泻。

（3）给宝宝品尝新食物时，最好一次限一种，便于分清是由什么引起的过敏。一旦出现过敏，应立即停止食用。一般情况下，过敏症状多半会自行缓解。如没有得到缓解，应及时去医院就诊治疗。

（4）如果宝宝对某种食物过敏，可用其他食物替代。具体可咨询儿科医生或者有关专家。

76 睡前故事

宝宝正处于发育期，对周围的一切事物充满好奇，常表现出精力旺盛、情绪亢奋，所以不能及时入睡，让父母不胜烦恼。

宝宝年龄尚小，独处时会感觉不安，需要父母陪伴。这时，可以给他讲个故事，让他慢慢平静下来，在不知不觉中进入梦乡。

操作方法：

（1）睡前，花几分钟时间给宝宝讲故事，哪怕很短。或者索性您自己编故事，让故事中的小主人公每天都有奇遇。

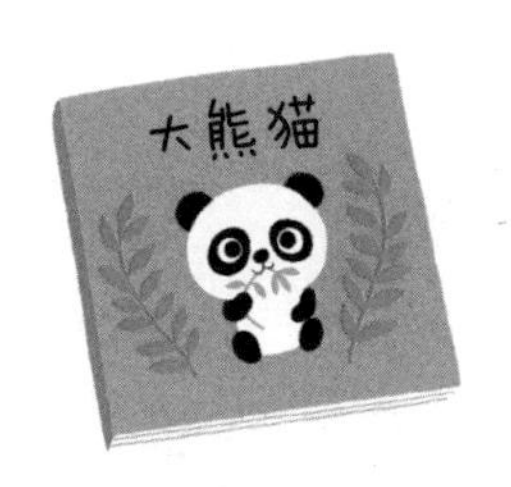

（2）把宝宝爱听的故事记录下来，因为他喜欢重复听同一个故事，甚至还要纠正您讲错的地方呢。

（3）要求宝宝听故事时闭上眼睛。您边讲故事边抚摸他的手，让他感到安心、安全。

（4）还可以“邀请”宝宝的伴睡娃娃或玩具熊等和他一起听故事，看看谁最先呼呼睡着。

温馨提示：

不要刚吃完晚饭就和宝宝说“晚安”，然后把他直接抱到床上睡觉。

77 床是用来睡觉的

有时候，宝宝的床像一个游乐场，到处摆放着他的“宝贝”——各种玩具及童书。虽然他可以独自尽情玩耍，不烦扰父母，却也让床失去了本来的功能。

宝宝早上醒来自娱自乐，也许能让父母有更多的时间休息，看似各得其所。其实，他沉迷于游戏反而会影响睡眠。重要的是，要让他学会休息，不要被身边五颜六色的玩具所累。那该怎么做呢?

为保证宝宝的睡眠质量，发挥床的助眠作用，您要帮助他做个小小的改变，给他的“宝贝”找个好地方。

操作方法：

（1）告诉宝宝，床是用来睡觉的，不可以摆放这么多玩具。晚上要把它们放到别的地方，为它们找个“家”。

（2）准备一个篮子，睡前让宝宝把玩具装入篮子，放到客厅或者卧室的角落里。

（3）每天睡觉前让宝宝整理自己的床，看看是否有落下的玩具没拿走。为了激励他，可以故意把某个玩具藏在被子下面。当他找到时，一定要表扬他。

（4）允许宝宝保留经常陪伴他睡觉的娃娃或者玩具熊。

78 备用伴睡娃娃

1—2 岁大的宝宝喜欢与娃娃或者玩具熊同床共眠，因为他睡觉的时候感到孤独、不安、害怕，需要陪伴物做依靠，寄托他的情感。一旦看不见自己的“朋友”，他便会又哭又闹，严重影响睡眠。

鉴于此，您可以采取下面的方法，避免出现这种难处理的情况。

操作方法：

（1）给宝宝多准备一到两个娃娃或者玩具熊做备选，样式可以不一样，但必须征得他的

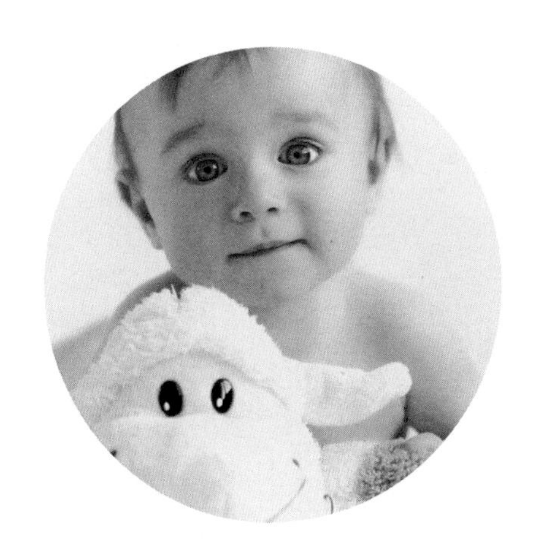

同意，以示对他的尊重。

（2）当要清洗脏娃娃时，提前几天把备用娃娃给宝宝，因为他需要闻到“朋友”的味道才能安心入睡。同时安抚他：“娃娃也需要洗澡，否则怎么和干净的宝宝一起睡觉呢？”

（3）宝宝也许还要给娃娃准备个小枕头、小被子之类的。您千万不要忘了！

79 适应旅行生活

2 岁左右的宝宝对周围的事物有了比较多的了解，习惯在既定的时间和地点做事情，比如按部就班地吃饭、玩游戏、外出散步、睡觉等，不喜欢无秩序的生活。这说明他正处于典型的秩序敏感期。

然而，生活不总是符合宝宝的意愿，偶尔也会出现这样或那样的“意外”，打乱他的生活节奏。

度假旅行就是这样一种情况。如果改变住处，很可能会让宝宝不适应，晚上无法正常入睡。这迫使父母不得不想办法应对。

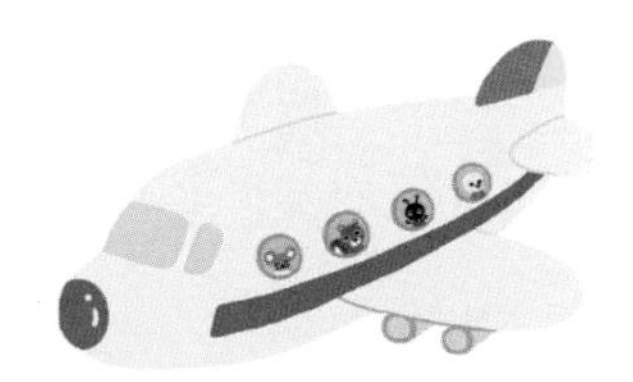

操作方法：

（1）外出的第一个晚上，允许宝宝和您睡在一张床上，帮助他克服不适感。

（2）在得到抚慰后，宝宝逐渐适应了新环境，并愿意独自睡一张床。

（3）旅行时要带上宝宝的伴睡娃娃或者毛绒玩具及其他常用物品，如床单、枕头等，这样他会感觉更安全。

（4）在新环境中多多鼓励宝宝，帮助他保持良好心情。

80 伴睡儿歌和故事

宝宝 1 岁以后，父母会开始有意识地让他独自睡觉。可是，他特别不想与父母分开，总是央求父母和自己多待一会儿，表现得可怜兮兮。这就是所谓的“分离焦虑”，其主要原因是宝宝缺乏安全感，怕失去父母的保护。

此时，需要想办法安抚宝宝，营造一种温和的氛围，让他慢慢习惯并愿意独自睡觉，从心理上接受：我是一个独立的人。

操作方法：

（1）和宝宝一起从他平时听的儿歌和故事

中挑选一些他最喜欢的。

（2）将这些儿歌和故事整理成播放清单，预先缓存或下载，然后让宝宝试听一遍，确认声音效果没有问题。

（3）睡觉时，播放这些音频。宝宝有熟悉的儿歌和故事陪伴，一定会感到安心，逐渐接受父母暂时不在身边的事实。

（4）随着独自睡觉频率的增加，宝宝慢慢就习惯成自然了。

温馨提示：

您可以自唱、自讲、自录儿歌和故事，或许宝宝听到您的声音会觉得更亲切。

81 学坐马桶

宝宝长大了，开始懂得个人卫生，小小的便盆已经不再能够满足他的如厕需要，他想模仿大人使用马桶。

不过，这往往会让宝宝受便秘困扰。因为坐在马桶上，双脚悬空，找不到用力支点，无法正常排便。

怎么帮助宝宝解决这个小难题呢？

学习方法：

（1）在马桶前给宝宝放一个足够高的小凳子或者踏板，使他的脚能够放在上面。

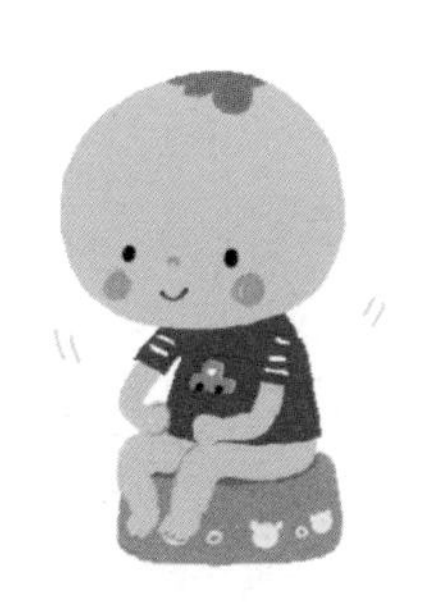

（2）教宝宝如何坐马桶,即上身微微前倾，腰背部和骨盆略弓，告诉他这种姿势可以让尿尿或者便便快快出来。提醒他，不能坐得太靠前或者太靠后。

（3）如果宝宝手部有足够力量，还要教他如厕后按水阀冲马桶，否则需要您替他冲。

温馨提示：

如果宝宝如厕时偶尔把污物弄到马桶座圈上，不要责怪他，而要耐心地和他一块儿查找原因，避免再次发生。

82 学擦屁股

对幼儿来说,学习如厕卫生确有一定难度。有时，为了图方便，父母索性自己给宝宝擦屁股。但是不要忘记，到了幼儿园，他通常需要独自应付，没人帮助他。

要尽早教宝宝学擦屁股，不可掉以轻心。这是他走向独立和融入正常生活的必备技能。

学习方法：

（1）每次宝宝蹲便盆时，递给他一点卫生纸。最初几次，您手把手地教他擦屁股，但要以他为主拿着卫生纸。

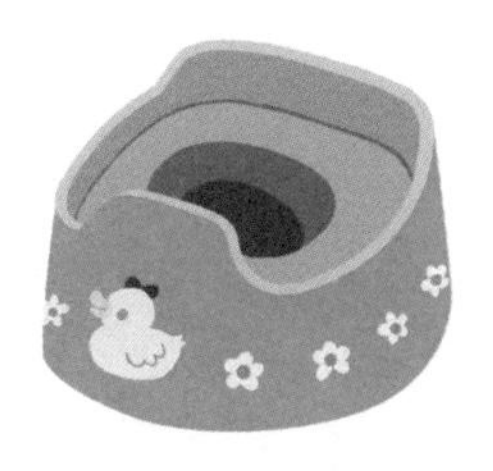

（2）如果是小便，让宝宝按照您的提示轻轻擦干就可以。

（3）大便会复杂些，宝宝要蹲着擦，臀肌放松，由前往后擦，避免弄脏生殖器。这个动作较为复杂，所以您需要把着他的手，引导他自己擦。

（4）头几次他擦完屁股，您最好用婴儿湿巾再帮他擦一下，确保清洁卫生。不久后，便可以放手让他自己做了。

（5）记得告诉宝宝每次如厕后一定要用肥皂把手洗干净。（参见第 70 项护理方法）

经过反复练习，您的宝宝就能学会自己擦屁股了。

83 教宝宝擤鼻子

宝宝常常因鼻子堵塞而呼吸不畅，感觉非常难受。小的时候，您可以帮助他清理鼻腔，排出分泌物。但是随着独立意识越来越强，他更愿意自己解决问题。

对大人来说，擤鼻子很简单，可孩子做起来却未必容易。您最好利用每天清洗鼻子的机会教他擤鼻子。示范动作要缓慢、明确，先擤一侧鼻孔里的鼻涕，然后是另一侧。

学习方法：

（1）让宝宝背对着您，坐在腿上。先让他

吸一口气，当他准备呼气时，您把手指放在他的下巴处，合上他的嘴。

（2）用食指压住宝宝的一侧鼻孔，让他稍用力呼气。这样，他只能从另一侧鼻孔出气，并带出鼻腔中的分泌物。

（3）您用另一只手拿纸巾，擦掉分泌物。

（4）指导宝宝按照示范动作自己做一遍，直到他熟练掌握擤鼻子的技巧。

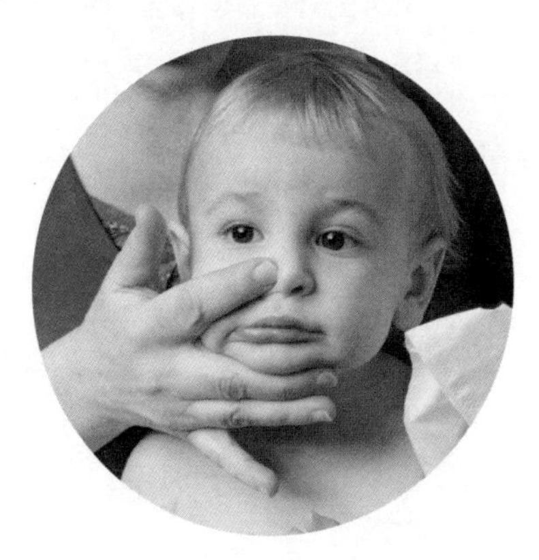

84 学刷牙

宝宝出生后 6 个月左右，第一组牙齿开始长出来。这些是乳牙，尽管最终将被恒牙所取代，但是它们的卫生对日后牙齿的健康依然十分重要，所以要尽早让宝宝养成正确刷牙的习惯。

当然，宝宝太小，不可能一开始就学习自己刷牙，这时要由父母每天用干净的纱布或者硅胶牙刷蘸纯净水给他清洗牙齿。一般来说，2 岁左右是宝宝学刷牙的最佳时期。

材料准备：

一套儿童牙具、一个小杯子、一个沙漏。

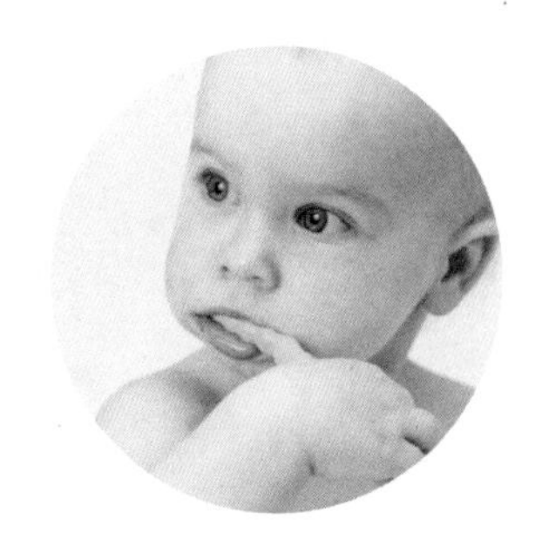

学习方法：

（1）给宝宝做示范，让他了解刷牙的步骤。初学刷牙，先不要使用牙膏，防止吞咽。

（2）将清水倒入杯子，用牙刷蘸点水，然后依次刷上排牙内外侧、下排牙内外侧、牙齿的上下咬合面。视具体部位，牙刷做水平方向和垂直方向来回轻微运动。

（3）刷完牙后漱口，将口腔内的食物残渣等吐出来。

（4）手把手教宝宝按以上步骤刷牙，当他能够协调手和嘴的动作时，再让他自己试一试。

（5）和宝宝一起刷牙，让他模仿您的动作做。可以在他眼前放个小沙漏，既满足他的好奇心，又保证刷牙所需的时间。

85 听得到才说得出

1 岁后，宝宝进入了语言期，开始牙牙学语，不时蹦出几个单音字，比如“妈”“爸”“大”等。在这个过程中，他首先要会听，然后学说。您教他说话，他听到后即可模仿，把说话当成有趣的游戏。

可是，此时的宝宝容易患上耳炎，因为过多的分泌液积留在鼓膜后部，影响耳膜震动，听力必然出问题。

有的耳炎无痛感，也不会引起发烧，宝宝不哭不闹，不易被察觉。而及时发现耳炎非常重要，并且应尽早治疗，避免出现听力障碍。

操作方法：

（1）经常在宝宝的前后、左右、上下等位置拍拍手、摇摇铃铛，看他的听力是否正常。注意他有无对声音反应迟钝，老用手指抠耳朵，或者让您重复说过的话等反常现象。

（2）如有以上现象，应及时就医检查，不可耽误。

（3）还要记住在给宝宝清洗鼻子时，顺带查看耳朵，将里面的分泌物引流出来。

温馨提示：

任何听力缺陷都会影响或者妨碍宝宝接收声音，使宝宝不能模仿发音。

86 按摩排出有害物质

人体内的有害物质往往会堆积在腿肚肌肉里，因此经常给宝宝按摩腿肚，可以将有害物质有效排出，达到预防疾病的目的。

材料准备：

一瓶按摩油、一块毛巾、一条毯子、一杯水。

操作方法：

（1）让宝宝俯卧在床上，给他身上盖一条毯子，避免腰部受凉。

（2）用双手手掌按摩宝宝的一只腿肚，从跟腱到膝部，就好像在揉面团。然后，用双手拇指在整个腿肚做旋转动作。

（3）还可以将双手拇指或者手掌轻压腿肚中间位置，向左右两侧滑动。

（4）以同样的方式按摩另一只腿肚。

（5）按摩后，给宝宝喝些水，加快排毒，这点很重要。

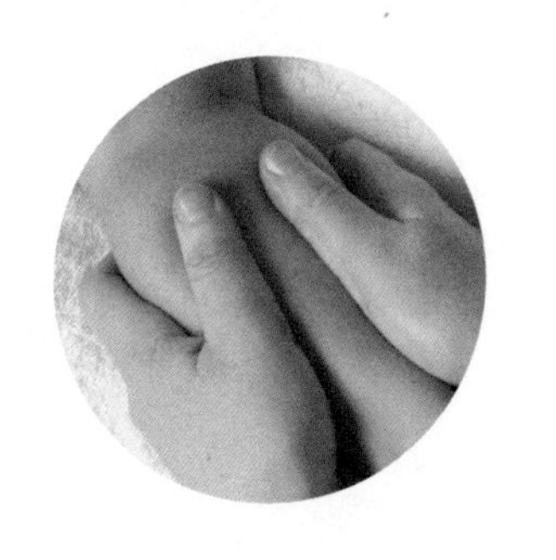
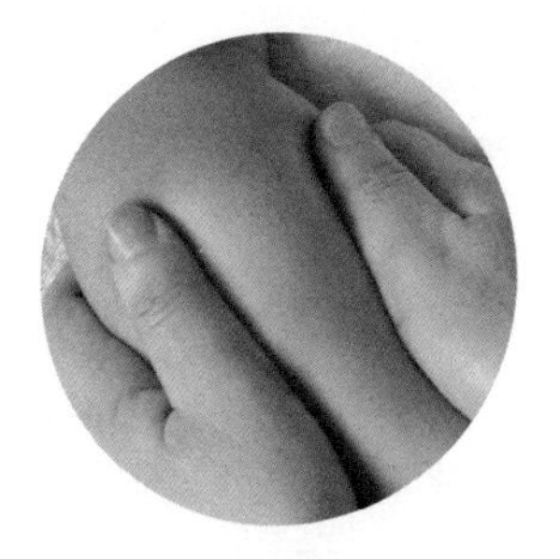

温馨提示：

按摩过程中，您可以和宝宝说话或者哼唱儿歌，分散他的注意力，否则长时间趴着，他会感觉很难受。

87 按摩放松情绪（1）

当宝宝躁动不安时，您可通过按摩他的背部来平复他的情绪。

材料准备：

一瓶按摩油、一块毛巾。

操作方法：

（1）脱掉宝宝的衣服，让他俯卧在床上，四肢保持不动。

（2）您将按摩油涂在双手手掌上，然后按摩宝宝的整个背部几分钟，让他安静下来。

（3）接下来按摩骶骨，即将双手拇指放在

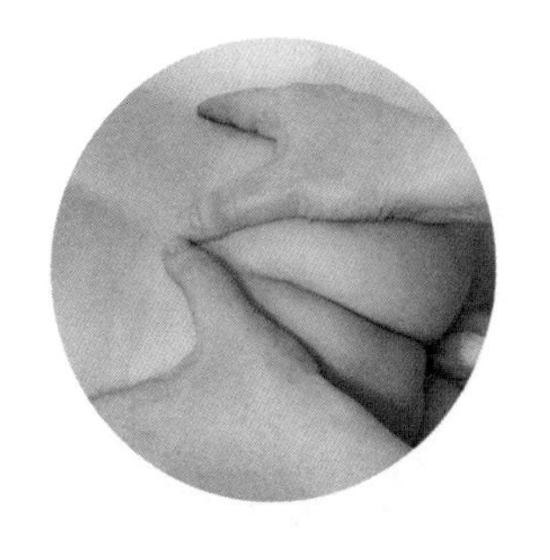
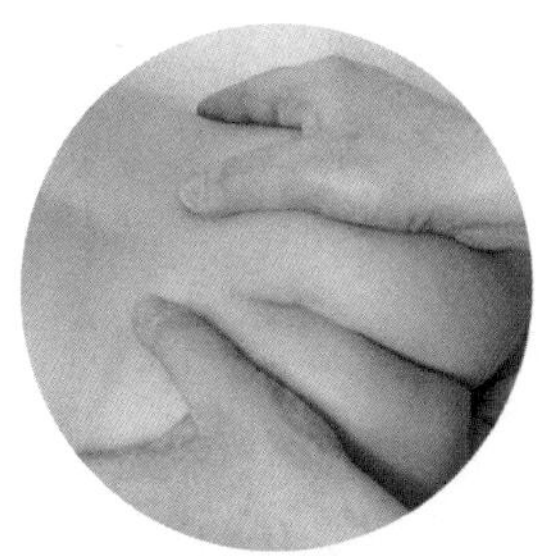

宝宝的脊椎上，慢慢滑动至两侧腰眼处，再向斜下方按摩，直到尾骨端，正好画一个三角形，连续按摩三次。

（4）用双手拇指在这个三角部位上对称画圆圈或线条。

（5）再次按摩整个背部，结束按摩活动。

（6）用毛巾把宝宝的背部擦干净，给他穿好衣服。

温馨提示：

如果宝宝愿意，可继续按摩身体其他部位，或者暂时告一段落。总之，按摩时间不宜过长，视具体情况而定。

88 适合的就是最好的

按摩的方式很多，效果不尽相同，关键是要有针对性，这样才能手到“病”除。

几点建议：

（1）根据宝宝的身体状况，选用合适的按摩方式。

宝宝烦躁不安、情绪波动时，相比滑动式按摩而言，抚触式按摩更容易操作，见效更快。（参见第 33 项护理方法）抚触式按摩无论在什么地方，什么时候，都可以做，非常适合在一天快结束时缓解宝宝生气、疲乏、紧张等负面情绪。

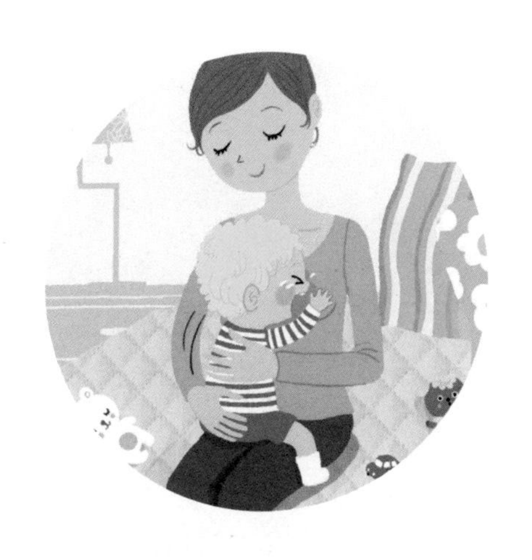

（2）按摩过程中，可视情况灵活变换宝宝的体位。

如果使用抚触式按摩缓解宝宝的烦躁情绪，可以让宝宝时不时弯弯腰，这样镇定效果会更佳。但要保证他的双脚必须撑稳。

（3）营造舒适、和谐的氛围，让宝宝愿意接受按摩。

要保持室内温度适宜，避免过冷或过热使宝宝感觉难受。此外，光线要柔和，不要刺激眼睛；也不要太暗，使人昏昏欲睡。

89 让宝宝喜欢按摩

有时候，宝宝讨厌别人随意触摸他的身体，更不喜欢给他做程式化的按摩。因为他总把按摩与医疗的“负面”场景联系在一起，容易产生心理负担和逆反情绪。

只要方法对头，宝宝就愿意配合了！

材料准备：

一瓶按摩油、一块毛巾。

操作方法：

（1）按摩前，您和宝宝坐在一起，有意识

地抚摸他的肌肤，同时也让他抚摸您的肌肤，增强他对按摩的体验感。

（2）在宝宝的手心里涂少量按摩油，把他的手放在您的前臂上，他会非常高兴地先给您“按摩”。

（3）您以同样的方式给宝宝“按摩”，让他把按摩活动当成做游戏。

（4）很快，宝宝便能接受您触摸他身体的其他部位，享受按摩的快乐。

（5）按摩过程中，您可以给宝宝哼唱儿歌或者讲故事，最好与按摩动作关联，比如“小蚂蚁爬大树”，您将手指在宝宝身体上“爬动”。

（6）按摩后，让宝宝用毛巾把您手上的按摩油擦干净，您也把他的手擦干净。

“游戏”在欢快的气氛中结束了！

90 按摩助眠（2）

在各种助眠方法中，按摩大脚趾是比较简单实用的一种，适合月龄稍大的宝宝。

操作方法：

（1）让宝宝平躺在床上。您先在一只手的手掌上涂抹少许按摩油，再用另一只手托住宝宝的一只脚。

（2）按摩宝宝的整只脚，做预热动作，然后以同样的方式按摩另一只脚。

（3）大拇指弯曲，放在宝宝一只脚的大脚趾外侧，沿图中蓝色箭头所指方向，在大脚趾周围滑动，至内侧穴位处（见图中蓝点位置）。

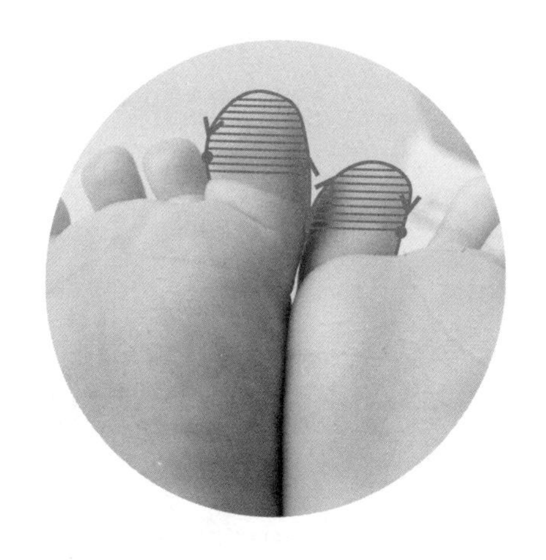

（4）停留数秒钟后轻轻按压并转动。最后反复按摩大脚趾趾肚数次。

（5）您以同样的方式，按摩另一只脚的大脚趾。

（6）按摩过程中，注意观察宝宝的反应。如果他感觉不适，应立即停止。

温馨提示：

按摩时，施力要均匀、轻柔，动作幅度不宜过大。

91 按摩放松情绪（2）

按摩宝宝的头部也可以使他感到轻松、惬意，缓解紧张情绪。

经常给宝宝按摩头部，还有利于其大脑发育，促进头部血液循环，增强记忆力，帮助睡眠。

操作方法：

（1）让宝宝侧躺在床上，您和他脸对脸。

（2）按摩时，将一只手的几根手指指肚撮到一起，同时在宝宝的整个头部表面轻轻滑动，从头顶到脑后。（如图示）

（3）也可以只按摩脑门偏上的区域，用指

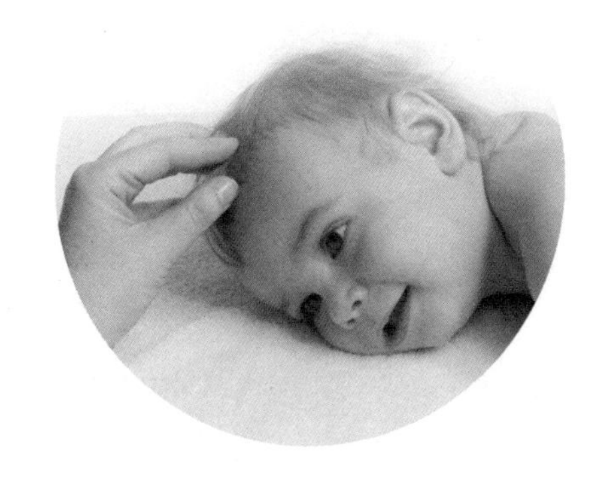

肚来回轻揉。

（4）以同样的方式反复按摩数次。

（5）按摩过程中，可以和宝宝说话或者给他哼唱儿歌、讲故事，转移他的注意力。

温馨提示：

头部是婴幼儿身体非常敏感的部位，血管娇嫩，甚至囟门还未完全闭合。因此按摩时，动作一定要轻柔，切勿用力按压。

92 自制“学步棍”

帮助宝宝学步可不是件容易的事。通常，您不得不弯下腰扶着他走路，而他却左右摇摆，挥舞着双臂，寻找身体平衡。时间一长，您已经是腰酸背痛了。

要避免这样的麻烦，不妨尝试用木棍或者扫把柄来协助他“走路”，帮助他“找”平衡，也许效率更高，效果更好。

材料准备：

两根短木棍（用砂纸将表面打磨平滑）或者塑料扫把柄。

操作方法：

（1）让宝宝背靠着您的小腿站立，您一只手拿一根棍子，由体侧将两根棍子同时抬起，伸到他手的前方。

（2）您鼓励宝宝去抓棍子。当他抓住两根棍子站稳后，您将其中一根棍子向前推，促使他身体一侧的腿自然前移。

（3）再推另一根棍子，交替向前。

经过一段时间的练习，您的宝宝很快就能学会走路了。

温馨提示：

每次练习的时间不宜太长，否则您和宝宝都会感觉疲劳。

93 重视足弓发育

足弓可以缓冲人体重量，提高运动能力。因此其发育的好坏，直接关乎宝宝的身体是否健康，对宝宝的未来生活有着深远影响。

宝宝开始学走路时，足弓是平的，还没有开始发育。这时，让他们练习赤脚走路很有必要，能够促使足部骨骼骨化，增强肌肉和韧带的稳定性。

练习方法：

（1）在宝宝学会走路后，鼓励他赤脚在家里来回走，以此刺激和锻炼足部肌肉，获得所谓的“本体感受”。这样足弓会发育得更好，脚踝的耐力也更强。

（2）让宝宝在不同质地的地面上赤脚走，可以获取大量感观信息，积累行走经验，非常有利于其身心发育。

（3）通过练习走路，宝宝对脚的动作有了更多感知，走起路来会觉得身体平稳，更有安全感。

（4）随着足弓的发育，宝宝的跑跳能力也会开始显现。

温馨提示：

如果宝宝的足弓发育缓慢或者还未发育，应尽快就医检查，否则将严重影响其脚部的运动机能。

94 跌倒了再爬起来

大部分 1 岁左右的宝宝已经会站立了。这时，他总想测试自己的运动能力，摇摇晃晃地学步，希望不断提高自己的动作能力和精准度。父母要积极引导和指导，帮助他实现愿望。

操作方法：

（1）教宝宝练习站立，蹒跚移步，跌倒后再爬起来。只有在不断成功与失败的体验中，他才能找到自己运动机能的极限。

（2）刚学步的宝宝走路摔倒很正常。您应该鼓励他摔倒后自己爬起来，不要急于扶起他或哄他，除非发生摔伤、碰撞等意外情况。

（3）在宝宝熟练掌握“走”的技能后，您指导他做几个有难度的动作，如快走两步、原地蹦跳等，为以后学习更多的动作做铺垫。

温馨提示：

任何动作都有风险，您需要在宝宝身边随时观察，避免发生意外。总的来说，要信任他，这对于宝宝自我完善运动机能和增强自信心至关重要。

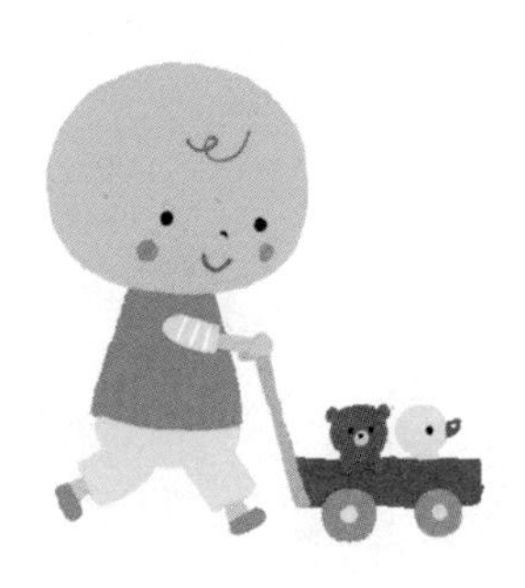

95 彩色蜡块

当宝宝开始对画画感兴趣的时候，他的愿望往往非常强烈，以至于想立即拿起画笔摆弄一番。不过，此时他的手还未发育健全，肌肉力量不足以正确握笔，更不用说要有模有样地画出线条和图案了。

为了提高宝宝双手的抓握能力，您可以使用专门的教具并配合必要的练习，帮助他增强手指力量和灵活度。

材料准备：

几个长方形彩色蜡块（也可用同形状的彩

色积木替代）。

练习方法：

（1）把蜡块放在宝宝面前，教他用一只手去抓和拿蜡块。

（2）其实，蜡块独特的形状早已吸引宝宝的注意。他非常愿意按照您的要求用手抓和拿，然后随意摆弄。这时他的大拇指和其他手指相对用力。

（3）经过几天的反复练习，宝宝的手指能够像夹子那样夹住蜡块，力量和灵活度也会明显提高。

（4）当宝宝能够自如地抓和拿蜡块后，便可以学习握笔的基本技巧了。

96 练习抓取东西

宝宝的动手能力离不开手指的力量和灵活度。当他能够自如地张开手指时，您就要考虑如何提高他的抓取能力了。

材料准备：

一些重量轻的物品（如毛线团、羽毛、布条、笔等），一只篮子。

练习方法：

（1）把各种物品放到篮子里，您和宝宝坐到地毯上。

（2）给宝宝做示范，将物品从篮子里一一

拿出来放到地毯上，然后再放回篮子里。

（3）让宝宝以同样的方式将物品从篮子里拿出来，再放回去。

（4）开始时，宝宝会用5根手指合力抓，稍后便引导他尝试用大拇指和食指捏或夹，他的手指会因此变得越来越灵活，力量也会不断增强。

（5）要求宝宝双手交替练习。

温馨提示：

为了提高宝宝的兴趣，可增加或者更换抓取的物品。总之，要连续练习几天，直到他能够用手熟练地抓取东西，不能三天打鱼，两天晒网。

97 丰富的触觉体验

训练宝宝的触觉感受很重要，因为触觉是他感知周围事物的最基本工具之一。

材料准备：

制作多种触觉测试物，将玻璃纸、纸板、绒织物、人造毛皮、丝绸等不同材质的东西剪成小方块。

训练方法：

（1）您和宝宝坐在地毯上，把各种材质的方块物摆放在面前。

（2）您先依次触摸不同的方块物，然后让

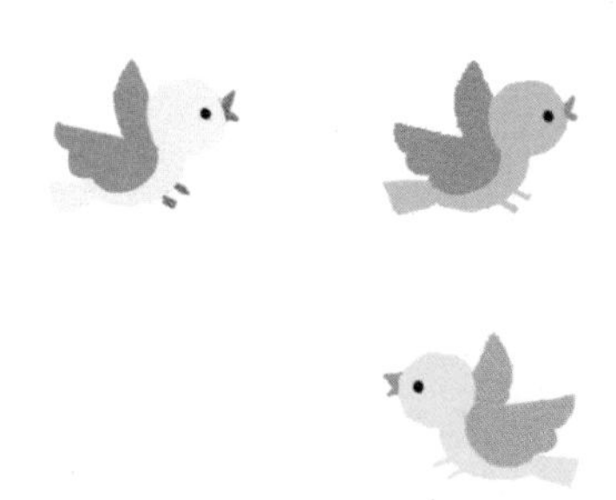

宝宝触摸。

（3）告诉宝宝每个方块物的触摸感觉是什么,比如这个东西很软,那个东西有点扎手……

（4）通过游戏,宝宝有了更多的触觉感受,还掌握了相关词汇。

（5）为了加深宝宝的触觉感受，您可以说一个与触感有关的词，让他找对应的方块物，比如您说“哪个东西是软的”，他便会去找软的方块物。以此类推。

温馨提示：

带宝宝到大自然中寻找感觉信息，触摸树木、小草，放任他玩水、玩沙、玩泥巴。

98 自由活动区

与其每天花时间收拾宝宝四处乱扔的彩笔、画纸、画册、玩具，还不如在卧室或者客厅角落里准备一张小桌子作为他的自由活动区，让他自己打理。

您还可以和宝宝一起装饰一下他的活动区，比如在桌子上铺一块漂亮的桌布或者贴几张小贴画。

材料准备：

一套儿童桌椅、一套儿童文具、一个篮子或者一个纸箱。

活动区的功能：

（1）宝宝可以在桌子上随意摆放文具，开心地涂画。您坐在他旁边手把手地教他画各种图形、图案。

（2）您和他坐在桌子旁边，一起翻看画册，给他讲故事。

（3）在您的注视下，宝宝会感觉特别安全。他能够平静地搭积木或者捏橡皮泥，随意做自己的事情，不打扰别人。

（4）有时候，宝宝还愿意在自己的桌子上吃水果、零食，甚至正餐。他认为这是他自己的小天地。

温馨提示：

吃饭或者睡觉前，要求宝宝把桌子上的东西全部收拾好，放到篮子或者箱子里。

99 烦恼的“好处”

与传统观念不同，现在人们普遍认为，烦恼情绪有其积极意义，对孩子的成长不可或缺。当他感到烦闷时，会以各种方式释放情绪，甚或发挥自己的想象力，没事找事。

的确，强迫幼儿压抑自己的情绪非常不可取，长此以往会扭曲他的性格。您要帮助他纾解不良情绪，重新找回快乐的自我。

缓解方法：

（1）当发现宝宝情绪不对时，您主动坐到他身边，用手抚摸他。因为只有最信任的人的陪伴，才能让他感到安全并愿意诉说自己的烦恼。也许很快，他就会有了一个好主意，自己又去玩了。

（2）如果宝宝的情绪一时不能平复下来，可以带他到户外走一走，或者用其他方式转移他的注意力，让他暂时忘记烦恼。

（3）等宝宝情绪稳定后，您要和他沟通，问明原因，比如是不是在幼儿园和别的小朋友闹矛盾了，或是不是还没适应新环境……导致情绪不好的原因有很多，只有找到问题所在，才能采取应对措施。

温馨提示：

如果是疾病导致出现情绪问题，或者不良情绪持续时间较长，应及时就医或者咨询儿童心理医生，对症施治。

100 做情绪的小主人

快速发育的宝宝十分好动，情绪也不稳定，需要引导他发泄过剩的精力，尤其是坏脾气。还要有意识地教他如何调节和控制情绪，做性格开朗的孩子。

调节方法：

（1）让宝宝坐在地上，双腿叉开，双手触地。叫他拍打地面，“赶走”坏脾气，接着将双手平放在地上，把坏脾气“赶到”地下。游戏时，宝宝要不时弯腰，这会有一定的镇静作用。

（2）放一段宝宝熟悉的音乐，和他一起手舞足蹈，释放情绪。

（3）宝宝发脾气时，切勿训斥或者打骂他，可以暂时放任不管，但要随时注意他是否有危险举动。

（4）事后，告诉宝宝随便发脾气是不对的，解决不了问题，以后遇到不开心的事，一定要说出来，让爸爸妈妈帮助他。总之，要经常教宝宝学会理性处理问题，做情绪的小主人。

（5）日常生活中，父母不要当着孩子的面吵架、说脏话等，要营造温馨和谐的家庭氛围。言教不如身教，身教不如境教！

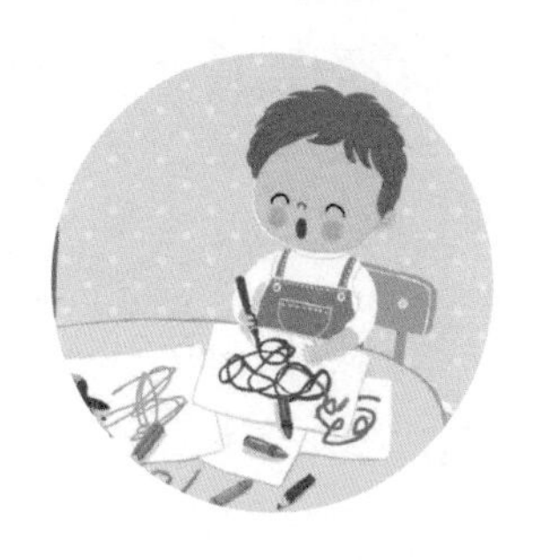

作者简介

伊莎贝尔·甘贝－德拉戈是一位从业 30 多年的运动疗法按摩师。她曾作为儿童神经科学专家在医疗机构工作多年，有丰富的婴儿护理、婴儿急诊和婴儿门诊等方面的经验，同时还以独立执业人的身份从事儿童运动医疗，教授幼儿按摩技艺和婴儿背带的使用方法。她还利用新的儿科学知识，为儿童哮喘患者制订专门的康复训练计划。

目前，伊莎贝尔·甘贝－德拉戈是法国一家著名幼儿健康师培训机构的负责人。

结束语

我们看到，生命伊始，孩子很无助，需要父母护理。而在被搂抱和被触摸的过程中，他不仅应该获得生理上的需求，还应该获得心理上，特别是情感上的体验，扩大对环境的认知范围。

令人遗憾的是，有太多父母护理孩子的目标仅仅停留在尽快完成最明显的生理方面的任务，如换尿布、穿衣服、洗澡等，却无意与孩子沟通和表达爱意。实际上，只有在孩子配合下完成护理，我们才真正是在“和孩子”一起做事情，而不是“对孩子”做事情。

孩子发育的好坏有赖于我们是否可以满足他提出的生理和心理两方面的需求。只有把他当作有能力和了不起的人，我们才是他成长道路上的旅伴！

图书在版编目（CIP）数据

100个护理窍门 /（法）伊莎贝尔·甘贝－德拉戈著；朱朝旭译. -- 南昌：二十一世纪出版社集团，2023.1
（在游戏中成长）
ISBN 978-7-5568-7495-8

Ⅰ. ①1… Ⅱ. ①伊… ②朱… Ⅲ. ①婴幼儿－护理－基本知识 Ⅳ. ①R174

中国国家版本馆CIP数据核字（2023）第107355号

Copyright 2011.by Éditions Nathan – Paris, France
Édition originale : 100 ASTUCES BEBE.
本书中文版权通过成都中仁天地文化传播有限公司帮助获得。

版权合同登记号 14-2023-0051

ZAI YOUXI ZHONG CHENGZHANG 100 GE HULI QIAOMEN
在游戏中成长 100个护理窍门 [法]伊莎贝尔·甘贝－德拉戈/著 朱朝旭/译

出版人 刘凯军
策　划 郑迪蔚　黄　震
责任编辑 张希玲　黄　瑾
美术编辑 敖　翔
责任印制 谢江慧
营销编辑 崔　亮
出版发行 二十一世纪出版社集团
网　址 www.21cccc.com
印　刷 深圳市星嘉艺纸艺有限公司
版　次 2023年1月第1版
印　次 2023年1月第1次印刷
开　本 889 mm × 1194 mm 1/32
印　张 7
字　数 95千字
印　数 1~3000册
书　号 ISBN 978-7-5568-7495-8
定　价 58.00元

赣版权登字-04-2023-415　购买本社图书，如有问题请联系我们：扫描封底二维码进入官方服务号。
服务电话：0791-86512056（工作时间可拨打）；服务邮箱：21sjcbs@21cccc.com。
本社地址：江西省南昌市子安路75号。